Projektgruppe
ergotherapeutische Befundinstrumente in der Pädiatrie

Befundinstrumente in der pädiatrischen Ergotherapie

Neue Reihe Ergotherapie

Herausgeber:
Deutscher Verband der Ergotherapeuten e.V.

Reihe 2: Fachbereich Pädiatrie
Band 10

Projektgruppe ergotherapeutische
Befundinstrumente in der Pädiatrie

Gabriele Weiland
Elisabeth Lay
Charlotte Rutz-Sperling
Dorothee Vollmer
Kathi Birkwald
Ellen Romein
Christiane Uekötter
Andrea Muders

Befundinstrumente in der pädiatrischen Ergotherapie

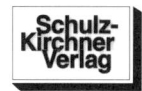

Idstein 2005

Bibliografische Information Der Deutschen Bibliothek
Die Deutsche Bibliothek verzeichnet diese Publikation in der Deutschen Nationalbibliografie; detaillierte bibliografische Daten sind im Internet über http://dnb.ddb.de abrufbar.

Besuchen Sie uns im Internet: www.schulz-kirchner.de

2. Auflage 2005
1. Auflage 2004
ISBN 3-8248-0440-9
Alle Rechte vorbehalten
© Schulz-Kirchner Verlag GmbH, Idstein 2005
Lektorat: Beate Kubny-Lüke
Umschlagentwurf: Werkstudio.werbung und design GmbH, Düsseldorf
Titelfoto: Praxis für Ergotherapie Ursula Fröder
Layout: Susanne Koch
Druck und Bindung: Rosch-Buch Druckerei GmbH, Scheßlitz
Printed in Germany

Inhalt

Einführung		7
A	**Befundinstrumente in der Pädiatrie:**	
	Vorgehensweise	9
1	Zusammenstellung der Befundinstrumente	9
2	Erste Befragung der Expertinnen	12
2.1	Auswahl der Expertinnen	13
2.2	Fragebogen für die erste Befragung der Expertinnen	14
2.3	Resultate der ersten Fragerunde	14
3	Erläuterung der ersten sowie Vorbereitung der zweiten Fragerunde	23
4	Zweite Befragung der Expertinnen	25
4.1	Gestaltung des Fragebogens der zweiten Fragerunde	26
4.2	Resultate und Interpretation	26
5	Empfehlenswerte Befundinstrumente	36
6	Diskussion	55
B	**Neue Entwicklungen in der Ergotherapie**	57
1	Ergotherapeutische Befunderhebung	57
1.1	Hauptaufgabe der Ergotherapie	57
1.2	Neue Inhalte der ergotherapeutischen Befunderhebung	58
1.2.1	Betätigungsorientierung	58
1.2.2	Klientenzentriertheit	60
1.2.3	Top-Down-Ansatz	61
1.3	Vergleich zwischen traditionellen Befundsystemen und Systemen mit Top-Down-Ansatz	63
2	Erläuterung der grafischen Darstellung „Topfpflanze"	71
3	Diskussion	74
4	Professionalisierung	74
4.1	Sicherung der Berufsgruppe Ergotherapie im Gesundheitssystem	76
4.1.1	Entwicklungen im Gesundheitssystem: Das Konzept der ICF	76
4.1.2	Bedeutung der ICF für die Ergotherapie	78
4.1.3	Die Ergotherapie in den Kliniken	79
4.1.3.1	Gesetzliche Veränderungen	79
4.1.3.2	Konsequenzen für die Kliniken	80
4.1.3.3	Konsequenzen für die stationäre Ergotherapie	80
4.1.4	Die Ergotherapie in den Praxen	81

4.1.4.1	Gesetzliche Veränderungen	81
4.1.4.2	Konsequenzen für die ambulante Ergotherapie	82
4.2	Berufsentwicklung	82
4.2.1	Entwicklungen in der deutschen Ergotherapie	83
4.2.2	Wo steht die deutsche Ergotherapie?	84
4.2.3	Entwicklungen bei pädiatrischen Befundinstrumenten	85
4.3	Anhebung des Ausbildungsniveaus	87
4.3.1	Berufsfachschule Ergotherapie	87
4.3.2	Akademisierung der Ausbildung	87
4.4	Resümee	89

C	**Testpsychologischer Exkurs**	**91**
1	Befundinstrumente und ihre Klassifikation	91
1.1	Einführung	91
1.2	Klassifikation der Befundinstrumente	91
1.2.1	Befragung	93
1.2.2	Beobachtende Verfahren	93
1.2.3	Screening Verfahren	94
1.2.4	Standardisierte Testverfahren	94
1.2.5	Assessment	95
2	Die Gütekriterien eines Testverfahrens	95
2.1	Einführung	95
2.2	Normierung	96
2.3	Objektivität	98
2.4	Reliabilität	99
2.5	Validität	101
3	Was sollte bei der Testdurchführung beachtet werden	102

Ausblick		**104**
Anlagen		
Anlage 1:	67 Befundinstrumente in der pädiatrischen Ergotherapie	107
Anlage 2:	Fragebogen in der pädiatrischen Ergotherapie	123
Anlage 3:	Assessments aus ergotherapeutischen Modellen sowie aus betätigungsorientierten Ansätzen	125
Anlage 4:	Angaben zur beruflichen Situation der Expertinnen	130
Anlage 5:	Fragebogen 1	132
Anlage 6:	Fragebogen 2	135
Anlage 7:	Bezugsadressen der Befundinstrumente	138
Gesamtverzeichnis aller Befundinstrumente		143
Abkürzungsverzeichnis		149
Literaturverzeichnis		150

Einführung

Angefangen hatte alles recht harmlos ...

Ergotherapeutinnen*, die in der Pädiatrie arbeiten, vermissen schon lange eine Sammlung der vorhandenen Befundinstrumente. Jede Berufsanfängerin muss sich in mühsamer Kleinarbeit daran machen, Screenings und Tests zu suchen, die ihre Befunderhebung unterstützen können. Hilfe versprechen Skripte von der Ausbildung und von Fortbildungen, Tipps erfahrener Kolleginnen und manchmal die Fachzeitschrift. Doch die Frage „Was gibt es denn noch?" begleitet jede in der Pädiatrie arbeitende Ergotherapeutin durch die Jahre. Diesen Mangel diskutierten einige Kolleginnen auch beim zweitägigen Seminar „Evaluation in der Pädiatrie", das der Fachkreis Pädiatrie des DVE im November 2000 veranstaltete. Das Ergebnis: Einige Ergotherapeutinnen fanden sich zusammen, um „Befundinstrumente in der pädiatrischen Ergotherapie" zu sammeln. Damit sollte eine wichtige Grundlage für eine systematische ergotherapeutische Befunderhebung geschaffen werden.

Im Frühjahr 2001 formierte sich unsere Projektgruppe. Sie bestand aus sechs Kolleginnen verschiedener Regionen Deutschlands. Die Arbeit wurde durch den DVE unterstützt und begleitet. Wir trafen uns dreimal jährlich an Wochenenden. Im Laufe der Zeit kamen, infolge der sich erweiternden Inhalte und der damit verbundenen Herausforderungen, noch drei weitere Kolleginnen hinzu. Wichtig war uns, möglichst viele Erfahrungen aus den unterschiedlichen Arbeitsbereichen der Pädiatrie zusammenzufassen. Die Teilnehmerinnen der Arbeitsgruppe kamen aus den Bereichen Praxis, Sozialpädiatrisches Zentrum, Fachschule für Ergotherapie, Körperbehindertenschule, Bachelor-Studiengang Ergotherapie, Master-Studiengang Ergotherapie sowie Neuropädiatrische Klinik. So entstand die hier vorliegende Arbeit durch eine fruchtbare Mischung aus Erfahrung, Praxis und Theorie.

Anfangs haben wir in Kapitel A eine Liste von **67 Befundinstrumenten der pädiatrischen Ergotherapie** zusammengestellt. Jedes Instrument haben wir genau beschrieben (Titel, Autor, untersuchte Fähigkeiten, Altersgruppe, Zeitaufwand, Kosten und Bezugsadresse). Ergänzend haben wir eine Liste von **Fragebogen** zusammengestellt, die für die Befunderhebung relevante Informationen liefern. Dies war der erste Teil unserer Arbeit.

---

* In diesem Buch wird zur sprachlichen Vereinfachung nur die feminine Form (Ergotherapeutin, Kollegin) verwendet, selbstverständlich sind hiermit Personen beider Geschlechter gemeint.

Sehr schnell wurde uns jedoch klar, dass diese „einfachen" Listen zwar wichtig sind, wir uns aber wünschten, Kolleginnen eine Empfehlung an die Hand zu geben, die darüber Auskunft gibt, welche Befundinstrumente denn therapierelevant, gut durchzuführen oder kostengünstig sind – und vielleicht sogar alle drei Kriterien gleichzeitig erfüllen.

So bestand der zweite Schritt unserer Arbeit darin, eine Liste von **empfehlenswerten** Instrumenten zu erarbeiten. Wir diskutierten untereinander, welche Befundinstrumente wir empfehlen und ausführlicher beschreiben möchten. Um unsere Zusammenstellung zu objektivieren, entschlossen wir uns, ergänzend eine Expertinnenbefragung durchzuführen. Das Ergebnis dieser Befragung, die aus zwei Fragerunden bestand, stellen wir Ihnen als Liste der **17 empfehlenswerten Befundinstrumente** vor.

Inzwischen hatte die Arbeit einen recht beachtlichen Umfang angenommen. Doch damit nicht genug. Zwei Dinge beschäftigten uns während unserer Arbeit an den Listen sehr.

Erstens: „Was tun mit den neuen ergotherapeutischen Modellen und den dazugehörenden Assessments und Instrumenten?" Je mehr wir uns damit beschäftigten, desto klarer wurde uns, wie wichtig und richtungsweisend dieses Thema für unsere Arbeit ist. Doch diese Frage sprengte den Rahmen unseres Arbeitsauftrags, den wir gemeinsam mit dem DVE festgelegt hatten. Wir haben uns dennoch entschieden, eine Zusammenstellung der **Instrumente zu den ergotherapeutischen Modellen** zu beginnen. Auch diese Zusammenstellung ist im Kapitel A zu finden.

Die Diskussionen und Überlegungen zu diesem Thema wollen wir Ihnen nicht vorenthalten. Diesen sehr spannenden Teil unserer Arbeit finden Sie vor allem im Kapitel B „Neue Entwicklungen in der Ergotherapie".

Zweitens brauchen Ergotherapeutinnen unserer Auffassung nach ein Basiswissen an testpsychologischen Grundlagen, um mit den Befundinstrumenten umgehen zu können. Deshalb haben wir uns in Kapitel C ergänzend zu den Listen diesem Thema gewidmet.

Das Ergebnis unserer Bemühungen ist der vorliegende Katalog. Er soll einerseits Arbeitserleichterung und Hilfestellung für die in der Pädiatrie tätigen Ergotherapeutinnen sein, andererseits aber auch Anregung geben, sich mit dem Bereich Befunderhebung neu auseinander zu setzen.

Was recht harmlos begann wurde sehr spannend: Wir wollten in dem Zimmer „Befundinstrumente" des Hauses „Pädiatrie" sachkundig sortieren – dabei haben sich uns viele Türen in Zimmer geöffnet, die darauf warten, entdeckt und erschlossen zu werden...

Wir wünschen Ihnen viel Spaß beim Lesen!

A Befundinstrumente in der Pädiatrie: Vorgehensweise

Wir haben Befundinstrumente, die für die Befunderhebung bei Kindern in der Ergotherapie verwendet werden, gesammelt und beschrieben. Anschließend haben wir Kolleginnen befragt, welche Befundinstrumente sie kennen, welche sie verwenden und auch welche sie für empfehlenswert halten. Dazu haben wir eine erste Fragerunde durchgeführt. Die Liste der gesammelten Befundinstrumente sollte dadurch nicht nur vervollständigt werden, sondern wir wollten auch eine Empfehlung abgeben, welche Befundinstrumente aus unserer Sicht besonders geeignet sind.

Die Auswertung der ersten Fragerunde war noch stark von unseren eigenen Interpretationen geprägt. Im Verlauf der Arbeit änderten wir jedoch unser Vorgehen. Wir tendierten jetzt mehr dazu, nicht unsere Erfahrungen in den Vordergrund zu stellen, sondern den Einschätzungen der befragten Kolleginnen mehr Gewicht zu geben. Aus diesem Grund orientierten wir uns bei der Interpretation der zweiten Fragerunde mehr an den „harten Daten" des Ergebnisses der Fragerunde. Unser Vorgehen und die gewonnenen Ergebnisse/Erkenntnisse beschreiben wir im Folgenden.

1 Zusammenstellung der Befundinstrumente

Die Arbeit unserer Projektgruppe begann mit der Zusammenstellung der uns bekannten „Befundinstrumente in der pädiatrischen Ergotherapie". Unsere Quellen waren eigene Zusammenstellungen, Listen aus Unterlagen von Fort- und Weiterbildungen sowie eine umfangreiche Sammlung von Befundinstrumenten von Charlotte Rutz-Sperling.

In Anlehnung an die Einteilung von Befundinstrumenten des Schweizer Ergotherapie-Verbandes[1] haben wir uns für folgende Rubriken entschieden:

- Titel + Art des Befundinstruments[2]
- Autor, Erscheinungsjahr, Land
- untersuchte Fähigkeiten

---

1 Projektgruppe Neurologie im Auftrag der Kommission „Qualität und Modell" des Ergotherapeutinnen-Verbandes Schweiz (EVS), Zürich 2001
2 Zu Beginn unserer Arbeit und auch bei den beiden Expertinnenbefragungen verwendeten wir die beiden Begriffe „Verfahren" und „Befundinstrumente", die das Gleiche bezeichnen. Für die Veröffentlichung verwenden wir den Begriff „Befundinstrument".

- Altersgruppe
- Zeitaufwand für Durchführung und Auswertung
- Bezugsadresse und Kosten
- Bemerkungen

Ein Beispiel aus der Liste:

Titel + Art des Befundinstruments	Autor + Erscheinungsjahr + Land	untersuchte Fähigkeiten	Altersgruppe	Zeitaufwand für Durchführung + Auswertung	Bezugsadressen + Kosten	Bemerkungen
MOT 4 - 6 Motoriktest für vier- bis sechsjährige Kinder	R. Zimmer + M. Vollkamer, 1973 Überarbeitung 1984 BRD	Messung motorischer Leistungen: gesamtkörperliche Koordinationsfähigkeit, Gleichgewicht usw.	4;0 bis 6;11 Jahre	Durchführung 45 - 60 min Auswertung 10 min	Testzentrale: Test Komplett: 348 €	Auch geeignet für behinderte Kinder bis 7 oder 8 Jahren (siehe Handbuch). Gibt auch Hinweise auf Handlungsplanung und Feinmotorik

Die vollständige Liste der **67 Befundinstrumente in der pädiatrischen Ergotherapie** entnehmen Sie der Anlage 1.

Fragebogen werden in unserem Berufsalltag bei einer systematischen Befunderhebung ebenfalls eingesetzt. Häufig werden jedoch neben standardisierten Fragebogen auch Eigenkreationen verwendet bzw. Kreationen von Kolleginnen verändert und verwendet. So kamen bei der Zusammenstellung der Fragebogen immer wieder Diskussionen auf wie:

- Welche Fragebogen sind typisch ergotherapeutisch, welche nehmen wir mit auf?
- Welche Fragebogen sind standardisiert und erfüllen ein Mindestmaß an Testgütekriterien?
- Was machen wir mit den Assessments und Instrumenten zu den ergotherapeutischen Modellen, wie integrieren wir diese in unsere Fragebogenliste?

Wir haben uns für zwei Listen entschieden. Wir stellten die standardisierten **Fragebogen** sowie die **Instrumente zu den ergotherapeutischen Modellen** in zwei gesonderten Listen zusammen. Deshalb tauchen diese in der Liste der 67 Befundinstrumente nicht auf.

In Anlehnung an die Liste der 67 Befundinstrumente in der pädiatrischen Ergotherapie haben wir den beiden Listen folgende Rubriken zugrunde gelegt:

- Titel und Art des Befundinstruments
- Autor, Erscheinungsjahr, Land
- Inhalte
- Altersgruppe
- Bezugsadresse
- Bemerkungen

Die Rubrik 'Zeitaufwand für Durchführung und Auswertung' haben wir in diese Listen nicht mit aufgenommen, da hierzu häufig keine Angaben zu finden waren. In Anlage 2 finden Sie die Liste mit den Fragebogen.
Ein Beispiel aus der Fragebogenliste:

Titel + Art des Befundinstruments	Autor + Erscheinungsjahr + Land	Inhalte	Altersgruppe	Bezugsadressen	Bemerkungen
ADHS-Bogen	M. Döpfner, G. Lehmkuhl 2001 BRD	Diagnostik eines Aufmerksamkeitsdefizits	Schulkinder	Hogrefe-Verlag	Wird vor allem von Psychologen und Ärzten durchgeführt
CRS-R Conners Rating Scales Revised	C.K. Conners 1996 USA	Verhaltensbeobachtungen im Elternhaus und in der Schule, zur Diagnostik von ADHD	3-17 Jahre	Testzentrale	Wird vor allem von Psychologen und Ärzten durchgeführt

Der Anlage 3 können Sie die Instrumente und Assessments zu den ergotherapeutischen Modellen entnehmen. Es sind die aus unserer Sicht wichtigsten momentan zu beziehenden Assessments im pädiatrischen Bereich aufgenommen. Eine komplette Sammlung und eine intensive Auseinandersetzung mit den neuen Modellen und ihren dazugehörigen Assessments und Instrumenten könnte Inhalt einer weiteren Projektgruppe sein und hätte den Rahmen unseres Arbeitsauftrags gesprengt.

Ein Beispiel aus der Instrumentenliste:

Titel + Art des Befundinstruments	Autor + Erscheinungsjahr + Land	Inhalte	Altersgruppe	Bezugsadressen	Bemerkungen
ACIS Assessment of Communication and Interaction Skills	K. Forsyth, M. Salamy, S. Simon, G. Kielhofner 4. Version 1995 USA	Die im Zusammenhang mit Handlung stehenden Kommunikations- und Interaktionsfähigkeiten werden evaluiert	Jugendliche und Erwachsene	BTZ Berufliche Bildung Köln	Ergotherapeutisches Assessment

Beide Listen erheben keinen Anspruch auf Vollständigkeit.

2 Erste Befragung der Expertinnen

Nachdem wir die Befundinstrumente und Fragebogen[3] gesammelt und zusammengestellt hatten, gingen wir wie geplant daran, eine Liste von empfehlenswerten Befundinstrumenten zusammen zu erarbeiten.
Unser Ziel war es, diese Instrumente detaillierter zu beschreiben und zu bewerten als in der **Liste 67 Befundinstrumente** von Kapitel A1.

Zusätzliche Beurteilungskriterien sollten sein:

- Beschreibung des Settings (Material / Raum / Technische Voraussetzungen)
- Anforderung an die Untersucherin (inkl. Einarbeitungszeit, Fremdsprachenkenntnisse, Voraussetzung an theoretischen Grundlagen)
- Gütekriterien des Instruments (Objektivität, Reliabilität, Validität, in welchem Land standardisiert, Größe der Stichprobe)
- Ableitung ergotherapeutischer Ziele aus dem Instrument: Stärken und Schwächen / Prophylaxe von zukünftigen Störungen / wie differenziert ist der Test in der Aussage und Unterscheidung einmalige Beurteilung – Verlaufsbeurteilung
- Bemerkungen, Vor- und Nachteile des Tests in Bezug auf Zeitbedarf und Preis und Attraktivität für die Testperson

In einem ersten Schritt diskutierten wir untereinander, welche Instrumente wir als empfehlenswert erachten.
Um eine halbwegs repräsentative Auswahl zu treffen und uns nicht nur auf die Meinungen innerhalb unserer Arbeitsgruppe zu verlassen, initiierten wir in einem zweiten Schritt eine Expertinnenbefragung.
Orientiert am Delphi-Verfahren wurde eine Befragung von Kolleginnen über die Anwendung, Praktikabilität und Therapierelevanz der einzelnen Befundinstrumente durchgeführt.
Bei der Delphi-Methode handelt es sich um eine hochstrukturierte Gruppenkommunikation, deren Ziel es ist, aus den Einzelbeiträgen der an der Kommunikation beteiligten Personen Lösungen für komplexe Probleme zu erarbeiten (Bortz, 1995). Es wird zuerst ein Fragebogen zur anstehenden Problematik entwickelt, der an die Experten verschickt wird. Die Fragebogen werden ausgewertet und auf der Basis der Resultate wird ein neuer Fragenkatalog entworfen, der wiederum den Experten vorgelegt wird.

---

3 Wie schon mehrfach erwähnt, kam die Liste der Instrumente zu den ergotherapeutischen Modellen erst recht spät hinzu. Wenn im Folgenden der Begriff „ergotherapeutische Fragebogen" verwendet wird, sind beide Kategorien gemeint, Fragebogen und die Instrumente und Assessments zu den ergotherapeutischen Modellen.

Ziel der Befragung war, die von uns zusammengestellte Liste der Befundinstrumente sowie unsere Auswahl von empfehlenswerten Instrumenten durch andere erfahrene Ergotherapeutinnen beurteilen zu lassen und dieses Ergebnis in unsere Arbeit mit einzubeziehen.
Zusammen mit der Liste der zu diesem Zeitpunkt gesammelten 54 Befundinstrumente schickten wir den von uns erarbeiteten Fragebogen zur ersten Befragung den berufserfahrenen Fachkolleginnen zu, um deren Ergänzungen und Empfehlungen zu erhalten.

2.1 Auswahl der Expertinnen

Für die Auswahl der Expertinnen legten wir folgende Kriterien fest:
- staatliche Anerkennung als Ergotherapeutin
- regionale Verteilung aus dem gesamten Bundesgebiet
- Kolleginnen aus unterschiedlichen pädiatrischen Arbeitsbereichen
- mindestens 5 Jahre Berufserfahrung in der Pädiatrie
- Teilnahme an Fortbildungen, Zusatzausbildungen und Aufbaukursen
- Interesse an ergotherapeutischen Befundinstrumenten

Es wurden erfahrene Kolleginnen aus dem persönlichen/fachlichen Bekanntenkreis von uns Projektgruppenmitgliedern kontaktiert, bei denen davon auszugehen war, dass sie die oben genannten Kriterien erfüllen.
25 Kolleginnen wurden schließlich angeschrieben, die die Kriterien erfüllten und sich zur Mitarbeit bereit erklärten. Bei der ersten Fragerunde im Juli 2002 schickten 22 der 25 Personen die Fragebogen zurück.

Angaben zur beruflichen Situation der Expertinnen
Die durchschnittliche Berufserfahrung der befragten Expertinnen liegt bei 10,4 Jahren.

Zwischen 11 und 25 Jahre:	10	Teilnehmerinnen	45 %
Zwischen 5 und 10 Jahre:	9	Teilnehmerinnen	41 %
Bis 5 Jahre:	3	Teilnehmerinnen	14 %

Wir haben drei Kolleginnen mit in die Befragung genommen, obwohl sie weniger als 5 Jahre Berufserfahrung haben, da wir sie aufgrund ihres vorangegangenen Bachelor-Studiengangs als ausreichend kompetent für die Beantwortung unserer geplanten Expertinnenbefragung eingeschätzt haben.

Die befragten berufserfahrenen Fachkolleginnen arbeiten vor allem in Praxen für Ergotherapie, aber auch in Krankenhäusern, Schulen, in einem Wohnheim und im Kindergarten. Ausführliche Informationen zu den Arbeitsschwerpunkten der befragten Expertinnen sowie zu den Fortbildungen, die diese besucht haben, finden Sie in der Anlage 4 „Angaben zur beruflichen Situation der Expertinnen".

2.2 Fragebogen für die erste Befragung der Expertinnen

Der erste Teil des Fragebogens war im Ankreuzverfahren gestaltet und sollte die Meinungen zu jedem einzelnen der 54 Befundinstrumente erfassen.
Wir fragten, wie bekannt das jeweilige Befundinstrument ist und ob es angewandt wird. Zwei Fragen beschäftigten sich mit der praktischen Anwendbarkeit und damit, inwieweit das Instrument nützlich für die Therapieplanung ist. Eine weitere Frage betraf die Häufigkeit der Anwendung.
Es bestand außerdem die Möglichkeit, Bemerkungen zu dem jeweiligen Befundinstrument zu notieren.

Der zweite Teil des Fragebogens war in offener Form gestaltet und sollte unsere Befragung abrunden:
Wir fragten zum Beispiel, welche weiteren Befundinstrumente für Kinder den Expertinnen bekannt sind und welche Instrumente sie als sehr empfehlenswert erachten.
Wir nahmen in die Befragung eine Frage zur Anwendung der Praxismodelle auf, da wir während unserer Arbeit immer wieder mit den Praxismodellen wie Canadian Model of Occupational Performance (CMOP), Model of Human Occupation (MOHO) u.Ä. konfrontiert wurden, die mehr und mehr unser Interesse weckten. Wir wollten eruieren, inwieweit dieses Thema bei den Expertinnen praktische Alltagsrelevanz hat. Aus dem gleichen Grund befragten wir die Expertinnen auch nach der Anwendung der ICF[4]-Kriterien.
Des Weiteren galt unser Interesse dem Stellenwert der Befundinstrumente im Kontext der Gesamtbefunderhebung sowie dem Zeitaufwand für die Befunderhebung (siehe dazu Anlage 5: Fragebogen 1).

2.3 Resultate der ersten Fragerunde

Die Angaben aus dem Teil des Fragebogens, der im Ankreuzverfahren ausgefüllt werden sollte, wurden mittels Excel-Tabellen aufgelistet. Die Gesamtergebnisse der ersten Fragerunde sind in Abbildung 1 dargestellt und Auszüge der Ergebnisse sind in weiteren Abbildungen zu finden.
Die Abkürzungen der Befundinstrumente sind, neben den Erläuterungen im Text, am Ende dieses Buches aufgeführt (S. 143).

---

4 International Classification of Functioning, Disability and Health

Gesamtauswertung Fragerunde 1		Bekanntheitsgrad			siehe Abbildung 2	siehe Abbildung 3	siehe Abbildung 4
		kenne ich nicht*	kenne ich kaum*	kenne ich gut*	führe ich durch*	Praktikabilität MW**	Relevanz für die Therapieplanung MW**
Nr.							
1	Befundbogen für juvenile rheumatische Erkrankungen	21	1	0	0	0	0
2	Beobachtungsbogen zur Bestimmung der Händigkeit (nach Sattler)	5	7	10	6	2,71	2,29
3	BISC (Bielefelder Screening zur Früherkennung von Lese-Rechtschreibschw.)	17	3	2	0	3,00	2,00
4	Bleistifttest nach Miske-Flemming	7	2	13	10	2,20	3,00
5	BLN-K (Berliner Luria Neuropsychologisches Verfahren für Kinder)	19	3	0	0	5,00	5,00
6	Breuer-Weuffen Differenzierungsprobe	10	3	9	7	1,78	2,25
7	CPM (Colored Progressive Matrices)	17	2	3	3	1,00	2,67
8	Denver Entwicklungsscreening	4	7	11	7	2,38	3,25
9	Diagnostik mit Pfiffigunde	7	11	3	2	4,25	3,75
10	Dichotischer Hörtest für Kinder	15	5	2	2	2,00	2,00
11	DTVP-2 (Developmental Test of Visual Perception)	3	5	14	13	2,21	1,71
12	Entwicklungsgitter nach Kiphard	6	6	10	7	2,80	3,30
13	ET 6 - 6 (Entwicklungstest 6 Monate bis 6 Jahre)	13	6	2	0	5,00	5,00
14	FEW (Frostigs Entwicklungstest der visuellen Wahrnehmung)	0	1	21	16	2,20	3,00
15	FMH (Fertigkeitsskala Münster / Heidelberg)	21	1	0	0	0	0
16	Förderdiagnostik mit schwerstbehinderten Kindern	17	3	2	2	3,67	3,33
17	FTM (Frostig-Test der motorischen Entwicklung)	5	4	12	6	2,50	3,30
18	GES (Griffith - Entwicklungsskalen)	13	2	7	1	2,20	3,20
19	Gesamtprofil nach Vignos	22	0	0	0	0	0

Abbildung 1: Gesamtauswertung Fragerunde 1

#	Test					
20	Gezielte Beobachtungen	0	1	20	20	2,10	2,05
21	GMFM (Gross Motor Function Measure)	21	1	0	0	0	0
22	GMT (Graphomotorische Testbatterie)	14	3	5	4	4,00	2,80
23	Grenzsteine der Entwicklung	18	3	1	1	2,00	3,00
24	Grobscreening nach Hochleitner	5	2	14	11	1,87	2,73
25	GSS (Göppinger sprachfreier Schuleignungstest)	16	3	3	2	1,67	2,00
26	Harris-Test der Seitendominanz	14	4	4	2	2,25	3,00
27	HDT (Hand-Dominanz-Test)	6	3	13	12	2,46	3,08
28	K-ABC (Kaufman Assessment Battery for Children)	7	10	4	1	2,50	3,33
29	KTK (Körperkoordinationstest für Kinder)	1	6	15	6	2,83	3,75
30	LOS KF 18 (Lincoln Oseretzky-Skala)	14	5	2	1	2,50	2,50
31	MAP (Miller Assessment for Preschoolers)	6	7	9	4	2,86	3,14
32	MFED (Münchner Funktionelle Entwicklungsdiagnostik)	2	10	10	7	2,50	2,33
33	MOT 4-6 (Motoriktest für vier- bis sechsjährige Kinder)	1	5	16	10	2,33	3,27
34	Motor Development Test nach Michaelis	20	1	1	1	3,00	4,00
35	Mottier-Test	6	3	13	9	2,25	2,92
36	MSD (Mannheimer Schuleignungsdiagnostikum)	21	0	1	1	2,00	2,00
37	MVPT-R (Motor Free Visual Perception Test)	19	0	3	1	2,00	2,00
38	MZT (Mann-Zeichen-Test)	3	5	15	13	2,23	3,31
39	PET (Psycholinguistischer Entwicklungstest)	9	4	9	7	2,63	2,50
40	POD (Prüfung optischer Differenzierungsleistungen)	20	1	1	1	0	0
41	POD-4 (Prüfung optischer Differenzierungsleistungen für Vierjährige)	22	0	0	0	0	0

42	Präferenz-Dominanz-Test und Leistungs-Dominanz-Test	17	3	2	2	3,50	3,50
43	Prüfung der kognitiven und sprachlichen Entwicklung ...	20	2	0	0	0	0
44	SIPT (Sensory Integration and Praxis Tests)	1	12	9	5	3,29	2,86
45	SON-R 2½ - 7 (Snijders Oomen nonverbaler Intelligenztest)	13	5	4	0	2,00	3,00
46	Statusblatt für Myopathien	22	0	0	0	0	0
47	TSFI (Test of Sensory Functions in Infants)	8	4	11	7	2,63	2,25
48	TSI (Test of Sensory Integration)	6	5	11	11	2,08	2,27
49	TÜKI (Tübinger Luria-Christensen Neuropsychologische Untersuchungsreihe für Kinder)	10	9	3	3	3,67	3,67
50	VMI (Visuomotorische Integration)	20	1	1	1	2,00	3,00
51	VSRT (Visuomotorischer Schulreifetest)	20	2	0	0	0	0
52	WET (Wiener Entwicklungstest)	17	3	2	1	1,50	1,00
53	ZAREKI (Zahlenverarbeitung u. Rechnen bei Kindern)	19	1	2	0	2,00	2,00
54	Zeichentest zur Händigkeit von Price	12	3	7	3	1,80	2,40

* Anzahl der Befragten
** Mittelwert/durchschnittliche Bewertung von 1 (sehr gut) bis 5 (mangelhaft)

Zu den ersten drei Spalten der Tabelle (Bekanntheitsgrad) wurde keine gesonderte Abbildung erstellt. Es war für uns wichtiger darzustellen, welche Befundinstrumente nicht nur bekannt, sondern auch häufig durchgeführt werden. Diese können der folgenden Abbildung 2 entnommen werden, die die 20 am meisten angewandten Befundinstrumente aufführt.

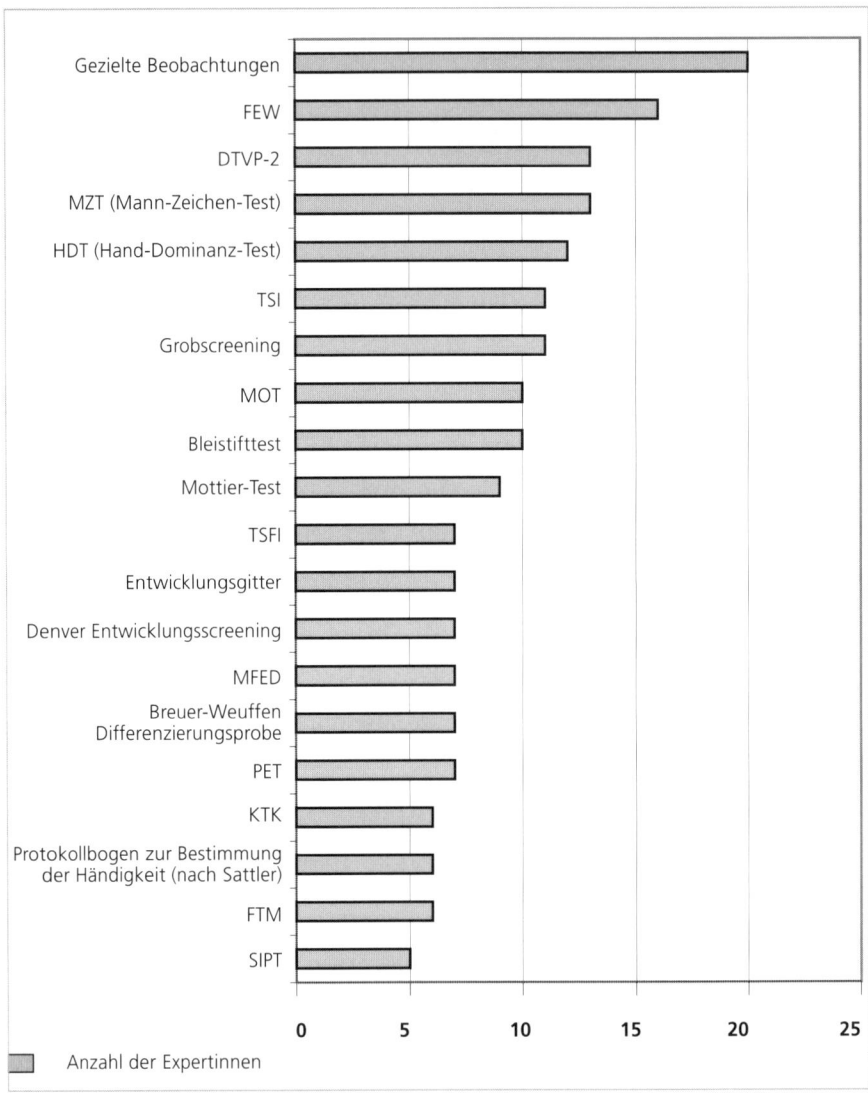

Abbildung 2: Die 20 am häufigsten angewandten Befundinstrumente

Abbildung 3 stellt die Praktikabilität der 20 am häufigsten angewandten Befundinstrumente dar.

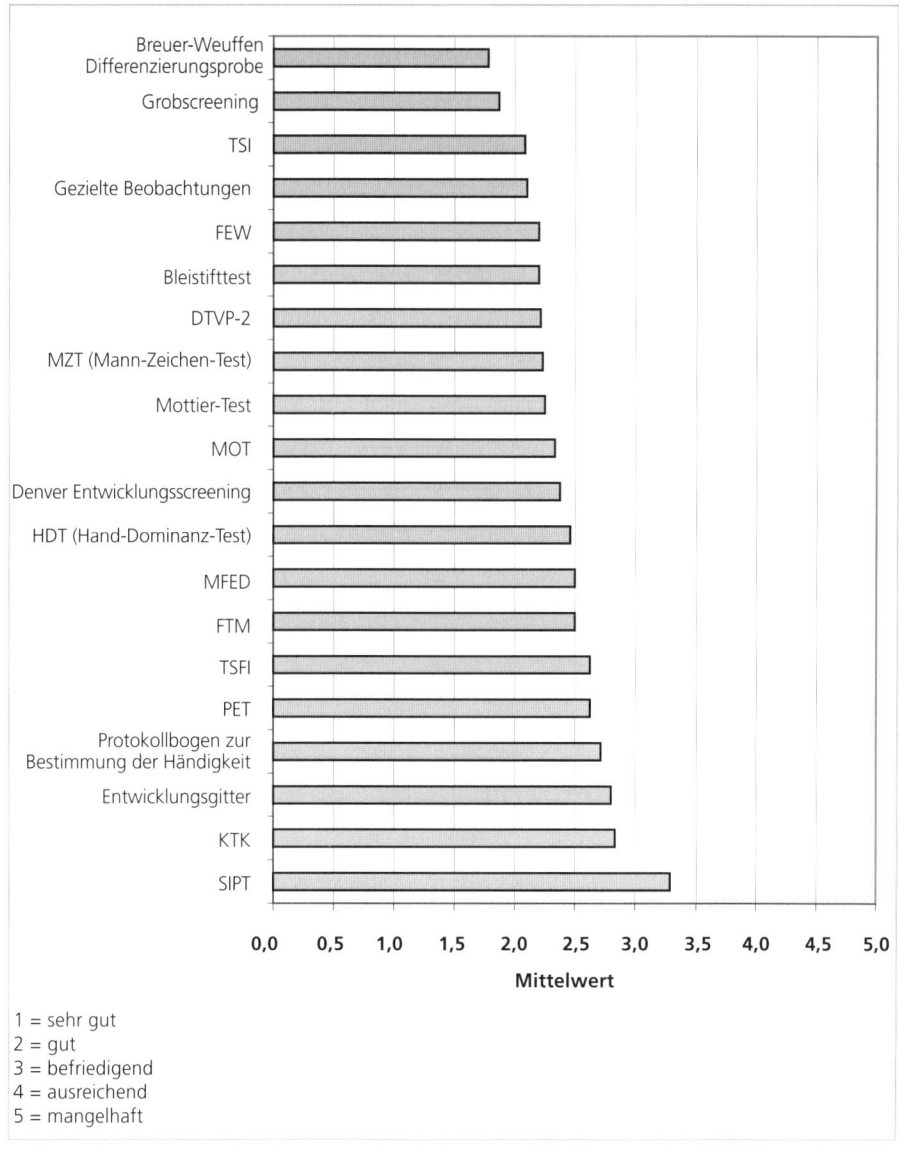

Abbildung 3: Praktikabilität der 20 am häufigsten angewandten Befundinstrumente

Wir haben Abbildung 3 die 20 am häufigsten angewandten Befundinstrumente zugrunde gelegt und somit die häufigsten **und** außerdem praktikabelsten Befundinstrumente zusammengestellt. Eine andere Möglichkeit wäre gewesen, in dieser Abbildung nur die 20 praktikabelsten Befundinstrumente darzustellen. Da jedoch sehr viele dieser Instrumente kaum angewandt wurden (0, 1 oder 2 Mal), erschien uns eine Aussage zur Praktikabilität auf einer so geringen Basis als nicht sinnvoll.

Auch bei der nun folgenden Abbildung 4 „Relevanz für die Therapieplanung" bilden die 20 am häufigsten durchgeführten Befundinstrumente die Grundlage der Tabelle.

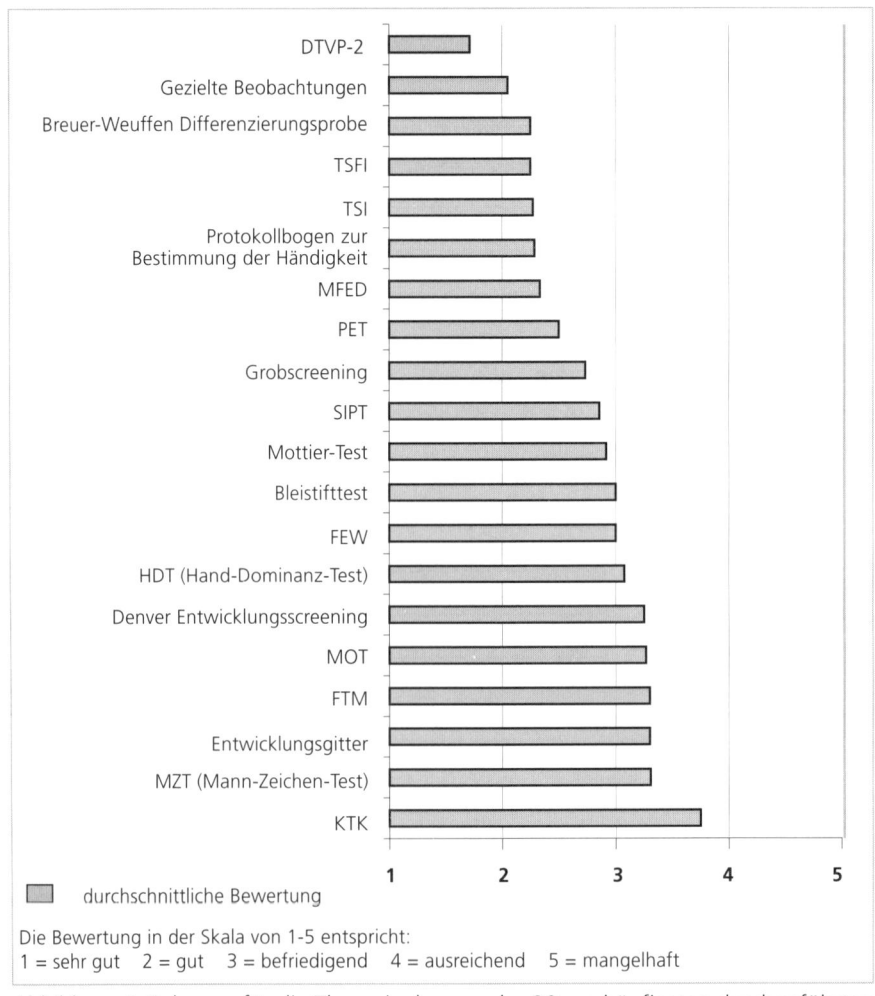

Abbildung 4: Relevanz für die Therapieplanung der 20 am häufigsten durchgeführten Befundinstrumente

Nicht dargestellt sind die Ergebnisse der Frage nach der Anwendungshäufigkeit. Wir haben festgestellt, dass die bei dieser Frage gewonnenen Resultate aufgrund der unzureichenden Formulierung nicht aussagekräftig sind. Diese Frage hatte den gleichen Inhalt wie die schon dargestellte Frage nach der Durchführung (siehe Abbildung 2). Allerdings kann es durch die Formulierung der Frage nach der Häufigkeit der Anwendung zu einem verzerrten Ergebnis kommen, da hier Befundinstrumente, die z.B. nur von einer berufserfahrenen Kollegin, aber von dieser häufig benutzt werden, eine sehr gute Bewertung bekommen. Dem gegenüber werden Instrumente, die von vielen benutzt, aber nur von einem Teil häufig angewandt werden, eine weniger gute Bewertung in der Rubrik „Häufigkeit der Anwendung" bekommen. Die Angaben der Abbildung 2 „führe ich durch" sind deutlich aussagekräftiger und nicht verzerrend.

Zusammenfassung der Antworten zu den Fragen 1 - 6 des Fragebogens

Frage 1: Welche Verfahren aus der beiliegenden Liste halten Sie für die ergotherapeutische Befundung in der Pädiatrie für sehr empfehlenswert?

■ Die Ergebnisse bestätigten die Resultate der Frage nach der Durchführungshäufigkeit, die in Abbildung 1 und 2 dargestellt sind.

Frage 2: Welche weiteren empfehlenswerten deutschsprachigen Instrumente zur Befunderhebung für Kinder kennen Sie bzw. verwenden Sie? Für welche Altersgruppe werden die Instrumente empfohlen?

■ Die vielfältigen Ergänzungen führten zur Erweiterung der bestehenden Liste der **Befundinstrumente in der pädiatrischen Ergotherapie** von 54 auf 67 Instrumente (siehe Anlage 1).

Es wurde deutlich, dass außer den von uns zusammengestellten Befundinstrumenten von den Expertinnen noch weitere Instrumente angewandt werden. Diese sind jedoch nicht alle deutschsprachig. Um mit der Entwicklung in der Ergotherapie weltweit Schritt halten zu können, ist es jedoch unumgänglich, sich auch auf englischsprachige Instrumente einzulassen bzw. deren Übersetzung zu forcieren. Wir haben deshalb auch englischsprachige Befundinstrumente in der Liste der **67 Befundinstrumente in der pädiatrischen Ergotherapie** berücksichtigt.

Frage 3: Kennen Sie Befundinstrumente aus dem Erwachsenenbereich, die auch für Kinder anwendbar sind?

■ Hierbei ergaben sich 4 Ergänzungen: ARA (Action-Research-Armtest), TEMPA (Test zur Erfassung von alltagsrelevanten Armfunktionsstörungen bei neurologischen Patienten), NHPT (Nine Hole Peg Test of Finger Dexterity), BBT (Box and Block Test).

Frage 4: Arbeiten Sie in der Pädiatrie mit Assessments der neuen konzeptionellen Praxismodelle? (MOHO, COPM, u.ä.)
■ 6 Expertinnen gaben an, das COPM zu kennen, klientenzentriert oder mit dem COPM zu arbeiten.

Frage 5: Verwenden Sie Pädiatrie-Befundinstrumente, bei denen ICF (ICIDH-2)-Kriterien berücksichtigt werden?
Wenn ja, welche? Für welche Altersgruppe werden die Instrumente empfohlen?
■ 1 Expertin gab an, dass innerhalb ihrer Einrichtung die „Diagnostik- und Therapiebausteine" den ICF-Bereichen zugeordnet werden.

Aufgabe 6: Bitte beschreiben Sie kurz Ihre Vorgehensweise bei der ergotherapeutischen Befunderhebung (Anzahl der Therapieeinheiten, Gewichtung von Anamnese, Elterngespräch, Beobachtungen, Fragebogen und Testverfahren)
■ Die Befunderhebung nach Angaben der Expertinnen umfasst durchschnittlich 5 bis 6 Behandlungseinheiten, die Angaben variieren zwischen 2 und 15 Einheiten.
- Elternbefragung, Aufnahmegespräch, Anamnese, Fragebogen, Aktenstudium
- Unstrukturierte oder freie Beobachtung des Kindes in einer Spielsituation
- Gezielte Beobachtung und Anwendung von Tests je nach Verordnung
- Therapieplanung mit Aufklärungsgespräch

Zu berücksichtigen ist, dass die Expertinnen in sehr unterschiedlichen Einrichtungen arbeiten. In manchen Einrichtungen ist die Zeit für die Befunderhebung schon durch das Konzept der Einrichtung begrenzt, zum Beispiel in SPZ's (Sozialpädiatrischen Zentren), in denen das Kind häufig nur einmal vorgestellt wird. Das andere Extrem sind z.b. Einrichtungen zur Rehabilitation, in denen Kinder über einen sehr langen Zeitraum behandelt werden und z.B. aufgrund der Schwere ihrer Erkrankung die Befunderhebung über einen längeren Zeitraum verteilt durchgeführt wird.
Die Bemerkungen der Expertinnen zu den einzelnen Befundinstrumenten wurden in die Liste der **67 Befundinstrumente in der pädiatrischen Ergotherapie** (Anlage 1) eingearbeitet.

3 Erläuterung der ersten sowie Vorbereitung der zweiten Fragerunde

Schon bei grober Durchsicht der Ergebnisse der ersten Befragung war zu erkennen, dass es drei Gruppen von Befundinstrumenten gab:
- Instrumente, die sowohl häufig angewandt, therapierelevant und praktikabel beurteilt wurden. Allen voran sind hier die Gezielten Beobachtungen sowie der DTVP-2 zu nennen.
- Dann gab es Instrumente, die in den Kategorien Häufigkeit, Therapierelevanz und Praktikabilität sehr unterschiedlich bewertet wurden.

   Beispiele:
   Der MZT (Mann-Zeichen-Test) belegte Platz 4 bei *Praktikabilität*, Platz 4 bei *Häufigkeit der Anwendung*, aber nur Platz 19 bei *Therapierelevanz* (siehe Abbildung 4).
   Die SIPT (Sensory Integration and Praxis Tests) belegten Platz 20 bei *Praktikabilität*, Platz 20 bei *Häufigkeit der Anwendung*, jedoch Platz 10 bei *Therapierelevanz*.
- Weitere knapp 30 Instrumente wurden von keiner oder nur von ein oder zwei Expertinnen durchgeführt. 41 Instrumente waren der Hälfte der Expertinnen nicht oder kaum bekannt.

Nach Durchsicht der gesamten Liste war uns klar, dass wir nicht ausnahmslos alle Instrumente mit aufnehmen wollten. Als **Ausschlusskriterien** für die **Liste der empfehlenswerten Befundinstrumente** legten wir nach intensiver Diskussion fest:

-1- Instrument stammt aus der Zeit vor 1975 und/oder es gibt eine überarbeitete neuere Version
-2- Instrument entspricht nicht minimalsten psychometrischen Ansprüchen (klare Anweisung zur Durchführung und Auswertung, Standardisierung, Validierung, siehe Kapitel C: Testpsychologischer Exkurs)
-3- es gibt für diesen Bereich eine bessere Alternative
-4- Instrument muss nicht besonders empfohlen werden, da es ohnehin zur Grundlage der Ergotherapie-Ausbildung gehört

Wir gingen nun zuerst die 25 am häufigsten verwendeten Befundinstrumente durch, um zu beurteilen, ob sie unseren Kriterien entsprechen. Aussortiert haben wir dabei:
FEW: -1- : Es gibt eine neue Version, den DTVP-2
MZT: -1-, -2-

▓ **HDT**: -1-, -3-: Beobachtungsbogen zur Bestimmung der Händigkeit nach Sattler
▓ **Grobscreening von Hochleitner**: -2-, -3-: MOT und vielleicht FTM, -4-
▓ **Bleistifttest**: -2-, -3-: DTVP-2, MAP und -4-
▓ **Entwicklungsgitter nach Kiphard**: -4-
▓ **Denver Entwicklungsscreening**: -4-
▓ **Breuer-Weuffen Differenzierungsprobe**: -3-: Teile des PET, BISC, GSS, DTVP-2
▓ **KTK**: -1-, -3-: lst MOT, FTM
▓ **GMT**: -3-: DTVP-2
▓ **TÜKI**: -3-: SON-R, ET 6-6
▓ **Zeichentest zur Händigkeit nach Price**: -3-: Beobachtungsbogen zur Bestimmung der Händigkeit nach Sattler
▓ **CPM**: -3-: SON-R

In die Liste der zu bewertenden Befundinstrumente für die geplante zweite Fragerunde wurden aufgrund ihrer Häufigkeit, Therapierelevanz und teilweise auch guten Praktikabilität aufgenommen:
▓ Gezielte Beobachtungen (häufig + relevant + praktikabel). Einschränkung: Kriterium -2- ist nicht erfüllt.
▓ DTVP-2 (häufig + relevant + praktikabel)
▓ TSI (häufig + relevant + praktikabel). Einschränkung: Kriterium -2- ist nicht erfüllt, denn die Stichprobe für die Normierung ist sehr gering
▓ PET (häufig + relevant)
▓ TSFI (häufig + relevant)
▓ MFED (häufig + relevant)

Eingeschränkt empfehlenswert und deshalb weiter zu überprüfen waren:
▓ Mottier-Test (häufig). Einschränkung: Kriterium -2- ist nicht erfüllt
▓ MOT (häufig)
▓ FTM (häufig)
▓ SIPT (häufig)
▓ Beobachtungsbogen nach Sattler (häufig)
▓ MAP (häufig)

Wie eingangs schon erwähnt, verfolgten wir mit unserer Arbeit auch das Ziel, auf bisher weniger bekannte, aus unserer Sicht jedoch durchaus geeignete Instrumente zur Befunderhebung in der Pädiatrie aufmerksam zu machen. Die Ergebnisse der ersten Expertinnenbefragung zu diesen Instrumenten schauten wir uns im Detail an und wir achteten dabei neben der Häufigkeit vor allem auf die Relevanz für die Therapie. Befundinstrumenten, die „nur" als praktikabel beurteilt wurden, deren Relevanz für die Therapie jedoch als gering eingeschätzt

wurde und die auch nicht sehr häufig angewandt wurden, standen wir kritisch gegenüber.
- BISC: Dieses Befundinstrument wurde nicht angewandt, aber die zwei Expertinnen, die es gut kannten, stuften die Therapierelevanz hoch ein.
- MVPT-R: Dieser Test wurde nicht häufig angewandt, aber die eine Expertin, die ihn durchführte und die drei Expertinnen, die ihn kannten, fanden die Therapierelevanz und auch die Praktikabilität gut.
- SON-R: Dieses Instrument wurde nicht angewandt, aber die 4 Expertinnen, die es gut kannten, fanden die Praktikabilität im Durchschnitt gut. Die Therapierelevanz wurde bei diesem Instrument jedoch nicht als „empfehlenswert" beurteilt.
- GSS: Dieser Test wurde nicht häufig angewandt, aber 3 Expertinnen kannten ihn gut und zwei wendeten ihn auch an; die Praktikabilität und auch die Therapierelevanz wurden von diesen hoch eingeschätzt.
- MSD: Dieses Diagnostikum fanden wir ebenfalls empfehlenswert. Da es mit dem GSS jedoch eine gute Alternative gibt, haben wir uns gegen die Aufnahme des MSD (Mannheimer Schuleingangsdiagnostikum) entschieden.
- KTK: Diesen Test hatten wir Projektgruppenmitglieder auch als eventuell empfehlenswert eingestuft. Die Expertinnen schätzten ihn zwar als praktikabel, jedoch nicht besonders therapierelevant ein. Wir stellten zudem fest, dass dieses Befundinstrument aufgrund seines Alters (Kriterium -1-) nicht zu empfehlen ist.
- ZAREKI: Dieses Befundinstrument wurde nicht angewandt, aber zwei Expertinnen kannten das Instrument gut. Beide stuften die Praktikabilität und auch die Therapierelevanz als gut ein.

4 Zweite Befragung der Expertinnen

Bei einigen Befundinstrumenten war bereits durch die erste Expertinnenbefragung klar, dass sie es verdienen, als „empfehlenswert" eingestuft zu werden, da sie häufig angewandt werden, praktikabel und vor allem auch therapierelevant sind. Manche Instrumente dagegen wurden nur häufig angewandt oder nur von uns Projektgruppenmitgliedern empfohlen. Es war deshalb sinnvoll, eine zweite Fragerunde mit den Expertinnen durchzuführen, um die Auswahl dieser Befundinstrumente zu diskutieren.
Auf der Grundlage der Interpretation der ersten Fragerunde sowie unseren Empfehlungen hatten wir die vorläufige Liste mit „17 empfehlenswerten Verfahren" zusammengestellt, die wir mit dem zweiten Fragebogen an die 25 Expertinnen verschickten.

Die endgültige Liste der für die zweite Fragerunde vorgesehenen Befundinstrumente war:
Gezielte Beobachtungen, DTVP-2, TSI, TSFI, MFED, PET, MOT, FTM, SIPT, Beobachtungsbogen nach Sattler, Mottier-Test, ZAREKI, BISC, MVPT-R, SON-R, GSS, MAP

(Fragebogen zur zweiten Expertinnenbefragung: siehe Anlage 6.)

4.1 Gestaltung des Fragebogens der zweiten Fragerunde

Die Frage 1 nach der *Häufigkeit der Anwendung* sollte Auskunft geben, warum ein Befundinstrument relevant für die Therapieplanung ist und/oder ob die Wahl des Instruments von der Güte der Durchführung abhängig gemacht wird. Gleichzeitig war von Interesse, ob ein Test durchgeführt wird, da es für diesen Bereich keine bessere Alternative gibt.
Auch beim zweiten Fragebogen wird deutlich, dass wir Projektgruppenmitglieder als Praktikerinnen keine Erfahrung mit der Erstellung solcher Fragebogen hatten. Eine Verstärkung durch unsere beiden Projektgruppenmitglieder mit akademischer Ausbildung erhielten wir erst nach der Erstellung des zweiten Fragebogens. So stellten wir erst bei der Auswertung des zweiten Fragebogens fest, dass wir manche Fragen sehr ähnlich wie im ersten Fragebogen formuliert und verwendet hatten. Die Frage „führe ich durch" des zweiten Fragebogens kommt z.B. der Frage aus Fragerunde 1 nach der Häufigkeit der Anwendung doch sehr nahe.
Unsere Absicht war, manche Punkte noch etwas genauer herauszuarbeiten. Deshalb stellten wir auch die zweite Frage, um herauszufinden, **warum** ein Befundinstrument nicht angewandt wird.
Mit Frage 3 machten wir die berufserfahrenen Fachkolleginnen auf Befundinstrumente aufmerksam, die sie vielleicht noch nicht kennen, die jedoch aufgrund unserer eingefügten Bemerkungen ihr Interesse wecken könnten.
Frage 4 war die Kernfrage des zweiten Fragebogens. Mittels einer Bewertung von 0 bis 2 sollten die Expertinnen über die Aufnahme in die Liste der empfehlenswerten Befundinstrumente mit entscheiden.
Bei Frage 5 konnten Vorschläge für Ergänzungen zu der Liste der empfehlenswerten Befundinstrumente vorgenommen werden.

4.2 Resultate und Interpretation

Von den 25 versandten Fragebogen kamen 20 ausgefüllt zurück. Die Rückmeldungen wurden ausgezählt und in Auszügen in Tabellen dargestellt.

Die Abbildung 5 zeigt die Auswertung der Fragebogen auf die Frage 1: „Verfahren wende ich an, da ...". Bewertung bitte mit dem Fokus auf Ihre derzeitige Befunderhebung in Ihrem Arbeitsgebiet gerichtet.

Verfahren:	SIPT	Gez.Beo	PET	Mottier	BISC	DTVP-2	MVPT-R	TSI	TSFI	SON-R	GSS	MFED	MAP	MOT	FTM	Sattler	ZAREKI
wende ich an,	1	19	6	8	2	16	2	11	6	1	1	6	4	10	7	14	0
• da die Relevanz für die Therapieplanung und Verlaufskontrolle hoch ist	0	15	4	3	1	13	0	5	3	0	0	2	2	5	3	7	0
• da die Durchführung und Auswertung gut zu handhaben ist	0	14	5	7	2	12	2	9	4	0	0	3	3	10	6	5	0
• da es die beste Alternative in diesem Bereich ist	1	12	1	1	2	10	1	6	6	0	0	2	0	1	1	7	0

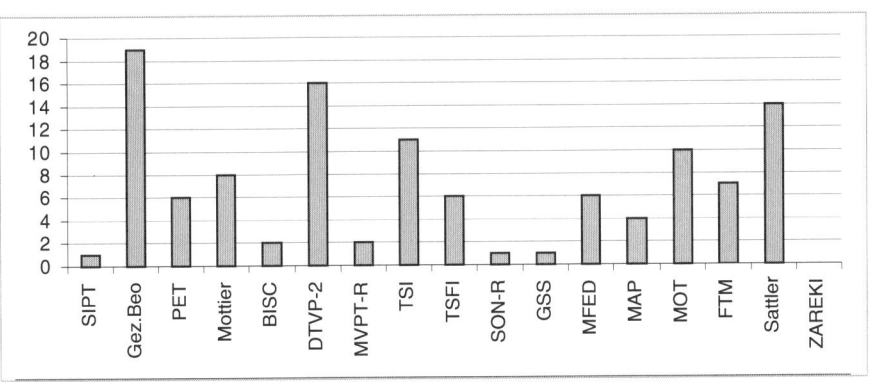

Abbildung 5: Fragerunde 2, Frage nach der Anwendungshäufigkeit

Da die Relevanz für die Therapie für uns die wichtigste Aussage bei dieser Frage war, haben wir diese in einer gesonderten Tabelle dargestellt:

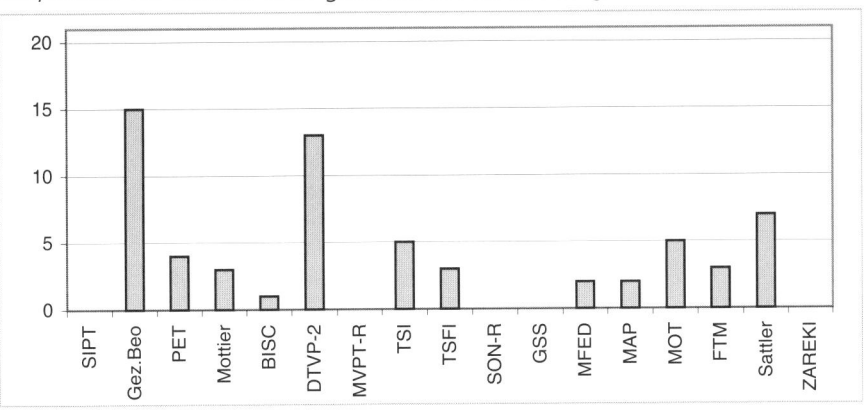

Abbildung 6: Fragerunde 2, Frage nach der Relevanz für die Therapie

Sehr häufig wurden die Gezielten Beobachtungen, der DTVP-2 sowie der Befundbogen zur Bestimmung der Händigkeit nach Sattler angewandt. Relevant für die Therapie wurden vor allem die Gezielten Beobachtungen und der DTVP-2 eingeschätzt.
Sehr wenig oder gar nicht wurden die SIPT, der SON-R, die GSS sowie der ZAREKI angewandt.
Wenig oder keine Relevanz für die Therapie hatten für die Expertinnen die SIPT, das BISC, der MVPT-R, der SON-R, die GSS sowie der ZAREKI.
In der Abbildung 7 finden Sie die Resultate der Fragebogenaktion zur Frage 2: „Verfahren wende ich nicht an ...". Bewertung mit dem Fokus auf die derzeitige Befunderhebung im jeweiligen Arbeitsgebiet.

Verfahren:	SIPT	Gez.Beo	PET	Mottier	BISC	DTVP-2	MVPT-R	TSI	TSFI	SON-R	GSS	MFED	MAP	MOT	FTM	Sattler	ZAREKI
wende ich nicht an,	19	1	14	12	18	4	18	9	14	20	19	14	16	10	12	7	20
• da ich es nicht ausreichend kenne	8	1	13	10	14	4	15	6	3	16	17	3	6	6	6	5	17
• da es nicht meinen Arbeitsbereich betrifft	1	0	2	2	4	0	2	2	10	3	5	4	2	1	0	0	4
• da zu aufwändig oder zu teuer	17	0	1	0	0	0	0	0	1	5	0	4	9	0	1	0	0
• da zu wenig aussagekräftig	0	0	1	0	0	0	0	1	1	0	0	3	0	3	5	0	0

Abbildung 7: „Verfahren wende ich nicht an ..."

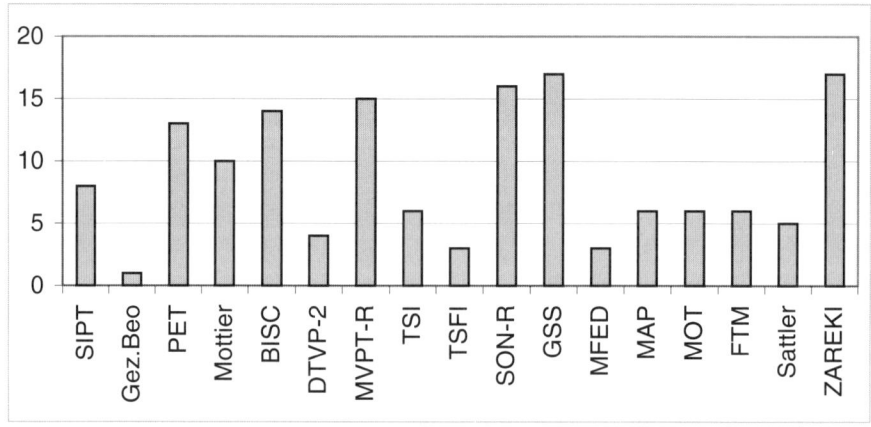

Abbildung 7a: Fragerunde 2, Frage, ob das Befundinstrument nicht angewandt wird, da die Expertin es nicht ausreichend kennt

Diese Frage war uns wichtig, da hiermit Befundinstrumente herausgefiltert werden konnten, die aufgrund ihres geringen Bekanntheitsgrades oder weil sie relativ neu sind, nicht angewandt werden.
Es zeigte sich, dass der PET, der Mottier, das BISC, der MVPT-R, der SON-R, das GSS sowie der ZAREKI aufgrund ihres eingeschränkten Bekanntheitsgrades nicht angewandt wurden. Bedeutsam war hierbei noch, dass die MFED wenig angewandt wurden, obwohl sie bekannt waren.

Die Auswertung zu Frage 3: „Bewertung bitte unter Berücksichtigung der Bemerkungen in der Tabelle zu den einzelnen Verfahren" finden Sie in Abbildung 8.

Verfahren:	SIPT	Gez.Beo	PET	Mottier	BISC	DTVP-2	MVPT-R	TSI	TSFI	SON-R	GSS	MFED	MAP	MOT	FTM	Sattler	ZAREKI
• Ich sehe für dieses Verfahren auch zukünftig keine Verwendung	9	0	9	3	4	0	4	2	4	7	8	9	3	4	6	1	7
• Das Verfahren könnte meine Befundung spezifizieren / bereichern	8	4	2	4	8	4	8	4	5	7	4	2	8	7	6	7	9
• Ich möchte das Verfahren kennen lernen	4	1	3	5	9	2	5	3	3	5	9	0	3	2	3	3	10

Abbildung 8

Für die SIPT, den PET sowie die MFED haben 9 Expertinnen auch in Zukunft keine Verwendung. Gleichzeitig konnten sich 8 bzw. 9 Expertinnen vorstellen, dass die SIPT, das BISC, der MVPT-R, das MAP und der ZAREKI zukünftig ihre Befundung verbessern können. Gerne kennen lernen wollten viele (9 bzw. 10) das BISC, den GSS und den ZAREKI.

Die Auswertung der für uns wichtigen Frage 4 „Welches Befundverfahren sollte in die Liste der empfehlenswerten Befundinstrumente aufgenommen werden?" ergab, dass die Hälfte oder mehr der Expertinnen die Gezielten Beobachtungen, den DTVP-2, den TSI und den TSFI empfahlen. Die Auswertung der Frage 4 finden Sie in Abbildung 9.
Gegen die Aufnahme des SON-R sowie des ZAREKI hatten sich 4 bzw. 5 Expertinnen ausgesprochen. Gegen die Aufnahme des PET, der GSS und der MFED waren sogar 7 Expertinnen.

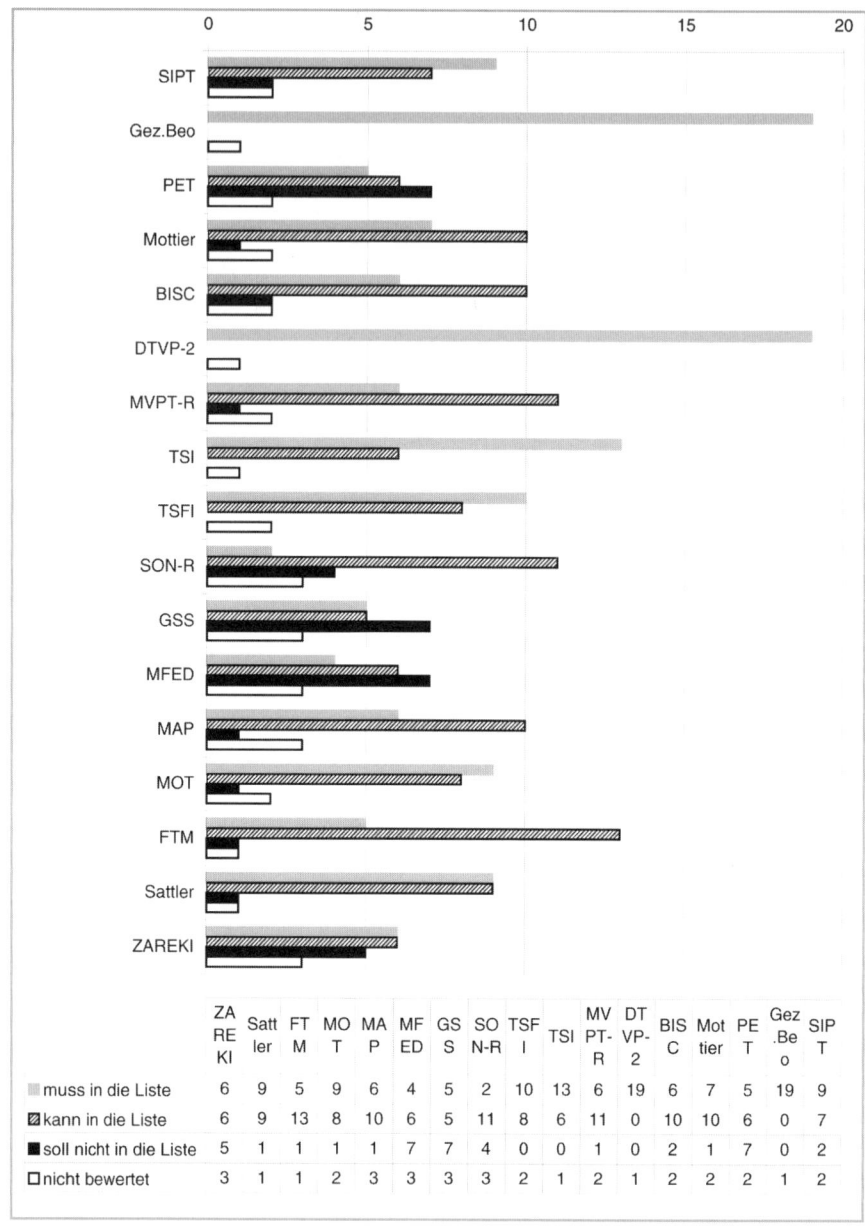

Abbildung 9: Welches Befundinstrument soll in die Liste der empfehlenswerten Befundinstrumente aufgenommen werden?

Auf die Frage 5 nach den Ergänzungen wurden folgende Vorschläge der Expertinnen für die Liste der empfehlenswerten Befundinstrumente genannt:
- SCSIT
  kann aufgrund des Ausschlusskriteriums[5] -1- (es gibt eine überarbeitete Version, nämlich SIPT) nicht berücksichtigt werden
- BSID II (Bayley Scales of Infant Development II)
  kann aufgrund des Ausschlusskriteriums -4- nicht berücksichtigt werden
- CPM (Colored Progressive Matrices) nach Raven
  kann aufgrund des Ausschlusskriteriums -3- (bessere Alternative ist der SON-R) nicht aufgenommen werden
- HPT (Hand-Präferenz-Test) von Ute Steding-Albrecht
  dieses Befundinstrument ist momentan noch in der Entwicklungsphase

Interpretation

Erklärungsbedarf bestand zunächst bei Frage 1 „Häufigkeit der Anwendung", da drei Ergebnisse deutlich von denen der ersten Fragerunde abwichen (SIPT, DTVP-2, Beobachtungsbogen nach Sattler).
Bei den SIPT gaben in der ersten Fragerunde 5 Expertinnen an, ihn anzuwenden, in der zweiten Fragerunde nur eine Expertin.
- Bei Fragerunde 1 wurde auch als 'angewandt' gezählt, wenn auch nur **Teile** des Befundinstruments oder die veraltete Version (in diesem Fall der SCSIT) angewandt wurden.

Beim DTVP-2 gab es ein Plus von 3 in der Anwendung.
- Es ist anzunehmen, dass einige Expertinnen sich diesen Test in der Zeit zwischen erster und zweiter Fragerunde angeeignet hatten.

Bei dem Beobachtungsbogen nach Sattler gaben in der ersten Fragerunde 6 Expertinnen an, ihn durchzuführen. Bei Fragerunde 2 wandten 14 Expertinnen das Befundinstrument an.
- Es ist anzunehmen, dass einige Expertinnen sich dieses Instrument in der Zwischenzeit angeeignet hatten.

Allgemein war auffällig, dass es zwischen Fragerunde 1 und 2 bei vielen Instrumenten eine Diskrepanz bei der Frage nach der Therapierelevanz gab.
- Grund für diesen Unterschied ist die unterschiedliche Formulierung und damit Bewertung der Therapierelevanz bei Fragebogen 1 und Fragebogen 2. Bei der Auswertung der Fragerunde 1 wurde ein „Relativgewicht" zwischen Häufigkeit und Therapierelevanz gebildet. Hatte in Fragerunde 1 zum Beispiel nur eine Kollegin ein Befundinstrument angewandt, dies jedoch für sehr gut befunden, erhielt dieses Instrument die Bewertung 1,0 also „sehr gut". Hatten dagegen 10 Expertinnen ein Instrument be-

---

[5] siehe Kapitel A3, S. 23

wertet und 5 fanden es sehr gut, fünf ausreichend, erhielt dieses Befundinstrument den Wert 2,5 (gut bis befriedigend). Bei Fragerunde 2 wurde diese Summe nicht gebildet, da „nur" gefragt und gezählt wurde, wie viele das Befundinstrument gut finden.

Beim Kriterium „Therapierelevanz" (Abbildung 4) ergab die zweite Befragung teilweise deutliche Abweichungen zu Fragerunde 1.

Am deutlichsten war die Abweichung bei den SIPT: In der ersten Fragerunde war die Bewertung der Therapierelevanz befriedigend, in Fragerunde 2 fand keine der Expertinnen die Therapierelevanz positiv.

Wie schon weiter oben beschrieben, hatten wir die Bewertungen zu den SIPT und den SCSIT zusammengefasst. Es ist davon auszugehen, dass die gute Bewertung bei Fragerunde 1, was die Therapierelevanz betrifft, sich fast ausschließlich auf die veraltete Version der SIPT (SCSIT) bezogen hat. Es war also nicht sehr sinnvoll, die Ergebnisse zum SCSIT und SIPT in der Auswertung der Fragerunde 1 zusammenzufassen. Die SIPT sind ein teures und sehr aufwändiges Befundinstrument und deshalb werden sie kaum angewandt. Die Ergotherapeutinnen greifen weiter auf die veraltete Version bzw. Teile davon zurück, die relativ günstig zu beziehen sind. Testgütekriterien und Neubearbeitungen werden hier weniger Bedeutung beigemessen als der Praktikabilität.

Die Therapierelevanz des TSFI wurde bei Fragerunde 1 mit gut bewertet, bei Fragerunde 2 fanden nur 3 von 20 Expertinnen die Therapierelevanz bedeutend. Auch hier schlägt sich wieder unsere unterschiedliche Art der Erfassung der Zahlen nieder. Da der TSFI nur für ein sehr eingeschränktes Alter einsetzbar ist, wird er nur von wenigen Expertinnen verwendet, die dann auch die Therapierelevanz bewerteten.

Beim MFED war der Unterschied in der Bewertung zwischen Fragerunde 1 und 2 noch krasser. Bei Fragerunde 1 wurde die Therapierelevanz als gut bewertet, bei Fragerunde 2 fanden nur 2 von 20 die Therapierelevanz positiv.

Der gleiche Unterschied ist beim PET festzustellen: In Fragerunde 1 bekam dieser Test einen Wert von 2,5 auf die Frage nach der Therapierelevanz (gut bis befriedigend), in Fragerunde 2 beurteilten nur 4 Expertinnen die Therapierelevanz positiv.

Dass Befundinstrumente, die kaum oder nicht bekannt waren, wie der MVPT-R oder der ZAREKI, kaum oder keine Kreuze bei der Frage nach der Therapierelevanz erhielten, versteht sich von selbst. Bei diesen Befundinstrumenten war es wichtig, der Beurteilung der Frage 3 durch die Expertinnen besondere Bedeutung zu schenken.

Frage 2 suchte nach den möglichen Gründen für die Nichtanwendung von Befundinstrumenten. Bei Frage 3 wurden Expertinnen gebeten, Befundinstrumente unter Berücksichtigung unserer Bemerkungen in der zugesandten Liste der Instrumente zu bewerten. Die Ergebnisse dieser beiden Fragen zeigten, dass BISC, GSS, MVPT-R und ZAREKI aufgrund ihres fehlenden Bekanntheitsgrades nicht angewandt werden. Alle vier Instrumente stoßen jedoch auf Interesse und die Expertinnen möchten das Instrument kennen lernen bzw. können sich vorstellen, dass es ihre Befunderhebung verbessert. Bei SIPT, SON-R, MAP und FTM wurde deutlich, dass diese Befundinstrumente, obwohl sie bekannt sind, nicht oder nur selten angewandt werden. Die Expertinnen standen diesen vier Befundinstrumenten zwiespältig gegenüber.

Auffällig war jedoch vor allem das Ergebnis zur MFED: Fast die Hälfte der Expertinnen sah für dieses Befundinstrument keine Verwendung; und es gab kaum positive Resonanz, die dieser Ablehnung etwas entgegensetzen konnte.

Sehr gespannt waren wir auf das Ergebnis der Frage 4, welche Befundinstrumente nach Meinung der Expertinnen in die Liste der empfehlenswerten Befundinstrumente aufgenommen werden sollten.

Klar empfehlenswert auch nach Meinung der Expertinnen waren die **Gezielte Beobachtungen**, der **DTVP-2** sowie der **TSI**. Auch die **SIPT**, den **TSFI**, den **MOT** sowie den **Protokollbogen zur Bestimmung der Händigkeit** (nach Sattler) empfahlen 9 bzw. 10 der Expertinnen.

Gegen die Aufnahme des **SON-R** und des **ZAREKI** in die Liste der empfehlenswerten Befundinstrumente sprachen sich 4 bzw. 5 Expertinnen aus. Sogar 7 der 20 Expertinnen waren gegen die Aufnahme des **PET**, **GSS** und **MFED**.

Diskussion der 17 empfehlenswerten Befundinstrumente

SIPT: 8 von 20 Expertinnen möchten die SIPT besser kennen lernen. Nur eine der Befragten sagte, dass das Befundinstrument nicht ihren Arbeitsbereich betreffe. 17 von 20 fanden das Instrument jedoch zu wenig praktikabel und vor allem zu teuer. Fakt ist, dass die Anschaffung des Tests sowie der Aufwand zum Erlernen eine hohe Belastung für die Ergotherapeutinnen in ihrem Berufsalltag darstellt. Hinzu kommt noch, dass auch die Durchführung und Auswertung enorm viel Zeit in Anspruch nimmt. Trotz dieser Einwände erachteten viele Expertinnen die SIPT als wichtig für die Liste der empfehlenswerten Befundinstrumente, wie auch das Ergebnis in Abbildung 8 zeigt. Somit ist Bedarf nach einem standardisierten Befundinstrument zur Messung von Störungen der Sensorischen Integration vorhanden, dieses Instrument wird jedoch den Anforderungen der Praxis noch nicht zufrieden stellend gerecht.

Gezielte Beobachtungen: Die Expertinnen sind genau wie wir der Meinung, dass dieses Befundinstrument für die ergotherapeutische Befunderhebung empfohlen werden soll.

PET: Diesen Test empfehlen nur 5 Expertinnen, 7 lehnen ihn für die Liste der empfehlenswerten Befundinstrumente ab.

Wir haben uns entschieden, Teile des PET zu empfehlen, da die Untertests „Wörter verbinden", „Zahlenfolgegedächtnis" und „Laute verbinden" die auditive Wahrnehmung und Verarbeitung überprüfen und somit für die Befunderhebung und Therapieplanung relevant sind.

Mottier: Der Mottier-Test ist eines der Befundinstrumente, bei denen die Unentschlossenheit der Expertinnen über die Aufnahme in die Liste der empfehlenswerten Befundinstrumente überwiegt.

Wir haben das Instrument aufgenommen, da es einen groben Überblick über die auditive Merkfähigkeit verschafft und sowohl einfach als auch kostengünstig ist.

BISC: Dieses Befundinstrument war den meisten Expertinnen noch unbekannt. Die Einschätzungen, ob das Instrument in die Liste aufgenommen werden soll oder nicht, hielten sich bei der Befragung die Waage.

Wir haben uns entschlossen, das Befundinstrument dennoch mit aufzunehmen, da es die Möglichkeit bietet, die Vorstufen der Entwicklung von Lese- und Rechtschreibfähigkeit zu erfassen.

DTVP-2: Die Expertinnen und wir waren der einhelligen Meinung, dass dieses Befundinstrument empfohlen werden soll.

MVPT-R: Dieses Befundinstrument war den Expertinnen kaum bekannt. Die meisten hatten keine eindeutige Meinung zur Aufnahme in die Liste. Es gab 5 Expertinnen, die das Instrument kennen lernen wollen und 8, die sich vorstellen können, dass es ihre Befunderhebung verbessert.

TSI: Dieses Befundinstrument möchten sowohl die Expertinnen als auch wir in der Liste der empfehlenswerten Instrumente wiederfinden.

TSFI: Auch dieses Befundinstrument wollen mindestens die Hälfte der Expertinnen in die Liste aufnehmen. Allerdings ist das Instrument nur für Kinder von 4 bis 18 Monaten einsetzbar.

SON-R: Sehr viele der Expertinnen waren unentschlossen, ob dieses Befundinstrument aufgenommen werden soll. Vier Expertinnen sprachen sich eindeutig dagegen und nur 2 eindeutig dafür aus. Bemängelt wurde, dass das Instrument zu teuer ist und zu aufwändig in der Durchführung.

Wir nahmen dieses Instrument dennoch in die Liste der empfehlenswerten Befundinstrumente auf. Zum einen werden die nicht-sprachlichen kognitiven Fähigkeiten der Kinder überprüft. Und zum anderen, und das ist das wichtige Kriterium für uns, kann eine Unterscheidung in einen Handlungs- und Denkteil bei den Testergebnissen ergotherapeutische Behandlungsfortschritte sichtbar machen. Ein weiterer Aspekt bei diesem Befundinstrument ist, dass die Zeichenentwicklung in einem der Untertests standardisiert überprüft wird.

GSS: Die Expertinnen waren überwiegend der Meinung, dass dieses Befundinstrument nicht in die Liste der empfehlenswerten Befundinstrumente aufgenommen werden soll.

Die Praktikabilität und die Therapierelevanz wurden von zwei Expertinnen in der ersten Fragerunde als gut bewertet. Da einige Expertinnen das Instrument kennen lernen wollen und wir der Meinung sind, dass es die Befunderhebung sinnvoll ergänzen kann, haben wir die GSS trotzdem in der Liste belassen.

MFED: 7 Expertinnen sahen für dieses Befundinstrument keinen Platz in der Liste der Empfehlungen und nur 4 Expertinnen konnten das Instrument empfehlen, obwohl es fast allen bekannt war. Niemand zeigte Interesse, die MFED kennen lernen zu wollen. Fast die Hälfte der Befragten sahen für das Instrument auch in Zukunft keine Verwendung. Häufigste Gründe für die Ablehnung waren das Alter des Instruments sowie das veraltete Material. Weiter wurde genannt, dass das Instrument zu teuer, zu wenig aussagekräftig und zu aufwändig ist. Unsere Interpretation der Ergebnisse ist, dass die MFED ein althergebrachtes Diagnostikum ist, das kaum jemand mehr so recht glücklich macht. Gleichzeitig war im Jahr 2000 der ET 6-6 (Entwicklungstest 6 Monate bis 6 Jahre) veröffentlicht worden, der zunehmend Anwendung fand. Wir diskutierten ausführlich, ob wir die MFED oder als Alternative den ET 6-6 in die Liste der empfehlenswerten Befundinstrumente aufnehmen sollten. Da beide Tests ähnlich kostspielig sind, der ET 6-6 jedoch ein größeres Altersspektrum abdeckt und relativ solide Testgütekriterien aufweist, entschieden wir uns dafür, dieses Befundinstrument statt des MFED in unsere Empfehlungsliste aufzunehmen. Der Bereich der allgemeinen Entwicklungsabklärung einschließlich der ergotherapeutisch relevanten Funktionsbereiche ist mit diesem Test abgedeckt.

MAP: Dieses Instrument wurde nicht häufig angewandt, obwohl es bekannt war, und wurde von der Hälfte der Expertinnen zwiespältig bewertet. Häufig wurde genannt, dass das Instrument zu teuer und zu aufwändig ist. 6 Expertinnen sprachen sich jedoch eindeutig für die Aufnahme in die Liste aus. Wir fanden, dass der MAP die Befunderhebung bereichern und ergänzen kann und haben es deshalb in der Liste der Empfehlungen gelassen.

MOT: In Fragerunde 1 beurteilten die Expertinnen die Relevanz dieses Tests für die Therapie als eher gering. In Fragerunde 2 sahen mehr Expertinnen eine Thereapierelevanz des Tests. Die Expertinnen waren jedoch unserer Meinung, dass der MOT zu den Empfehlungen gehören soll.

FTM: Dieses Befundinstrument wurde nicht häufig angewandt, obwohl es bekannt war. Die Relevanz für die Therapieplanung wurde als eher gering eingestuft und es wurde als zu wenig aussagekräftig beurteilt.
Da der Test ein Altersspektrum abdeckt, für das es sonst kein standardisiertes vergleichbares Instrument gibt, und der Zeitaufwand für die Durchführung mit einer knappen halben Stunde kurz ist, haben wir den FTM in der Liste der empfehlenswerten Befundinstrumente gelassen.

Befundbogen zur Bestimmung der Händigkeit: Bei der ersten Fragerunde war dieses Instrument noch weitgehend unbekannt. Bei der zweiten Befragung führten inzwischen 14 Expertinnen das Instrument an, und 9 der 20 Expertinnen sprachen sich für die Aufnahme in die Liste der Empfehlungen aus. Die Relevanz für die Therapie schätzten ein Drittel der Befragten bei Fragerunde 2 als hoch ein.

ZAREKI: Ein noch sehr neues und deshalb in der Praxis noch nicht ausreichend erprobtes Befundinstrument, das Hintergründe von Rechenstörungen bei Kindern aufzeigt. Das Instrument konnte das Interesse von genügend Expertinnen wecken, um ihm durch unsere Liste eine Chance zu geben, sich in der ergotherapeutischen Befundung zu bewähren.

5 Empfehlenswerte Befundinstrumente

Als Ergebnis der zwei Fragerunden standen jetzt die **17 empfehlenswerten Befundinstrumente** fest, die nun in einer gesonderten Tabelle zur Verfügung stehen.
Die Beurteilungsgrundlage der Liste der **67 Befundinstrumente** ergänzten wir durch die Rubriken:
- Beschreibung des Settings
- Anforderungen an die Untersucherin
- Gütekriterien des Assessments
- Ableitung ergotherapeutischer Ziele aus dem Test
- Bemerkungen, Vor- und Nachteile des Tests in Bezug auf Zeitbedarf, Preis und Attraktivität für die Testperson.

Ergänzt haben wir die Kopfzeile durch die Rubrik: „Anwendungsbereich". Unsere Idee war, dass die Leserin durch die Symboldarstellung* schnell erkennen kann, welcher Bereich bei diesem Befundinstrument überprüft wird.
Die in den letzten Jahren verwendeten Einteilungen (z.B. Koordination, Feinmotorik, visuelle Wahrnehmung, ...) beziehen sich fast ausschließlich auf einen bestimmten Bereich, den Körperfunktionsbereich. Dagegen werden Bereiche, auf die wir Ergotherapeutinnen mit unserer Arbeit abzielen und in denen wir häufig viel verändern, wie den häuslichen Alltag und den Schulalltag, bisher von uns nicht oder kaum „getestet". Wir haben im Kapitel B „Neue Entwicklungen in der Ergotherapie" diesem Thema ausführlich Beachtung geschenkt und als Folge daraus die Anwendungsbereiche der Befundinstrumente, wie oben dargestellt, gekennzeichnet. Die ausführlichen Erläuterungen zu den verwendeten Symbolen und ihrem Hintergrund entnehmen Sie bitte dem genannten Kapitel B.

---

* Erklärung der Symbole vgl. Seite 71f.

Empfehlungsliste der 17 Befundinstrumente

- Beobachtungsbogen zur Bestimmung der Händigkeit
- BISC
- DTVP-2
- ET 6-6
- FTM
- Gez. Beobachtungen
- GSS
- MAP
- MOT 4-6
- Mottier
- MVPT
- Teile des PET
- SIPT
- SON-R 2 ½- 7
- TSFI
- TSI
- ZAREKI

Beobachtungsbogen zur Bestimmung der Händigkeit

Titel + Art des Befund- instruments	Autor + Erscheinungsjahr + Land	Untersuchte Fähigkeiten	Altersgruppe	Anwendungs- bereich s. S. 71f	Zeitaufwand Durchführung / Auswertung	Bezugsadresse + Kosten
Beobachtungs- bogen zur Bestimmung der Händigkeit teilstandardisiert	J. B. Sattler, erste Version 1990, aktuelle, überarbeitete Version 2003 BRD	Überprüfung der Handdominanz	Kinder und Erwachsene		Durchführung 45 - 90 min Auswertung inkl. Videoanalyse ca. 45 min.	Erste deutsche Beratungs- und Informationsstelle für Linkshänder
Beschreibung des Settings: Material / Raum / Technische Voraussetzungen		Benötigt werden für die standardisierten Tätigkeitsitems Materialien, die nach genauen Vorgaben selbst hergestellt bzw. gekauft werden können, sowie Materialien und Gegenstände für die Tätigkeiten des Beobachtungsbogens, die nicht standardisiert sind und individuell zusammengestellt werden können. Ansonsten werden Tisch und Stuhl, Schreibmaterialien sowie eine Videokamera mit Stativ für die Videoaufzeichnung benötigt.				
Anforderung an die Untersucherin: Inkl. Einarbeitung, Fremdsprachenkenntnisse, Voraussetzung an theoretischen Grundlagen		Um das Setting entsprechend gestalten zu können, die Beobachtungen sowie die Ergebnisse entsprechend interpretieren zu können, ist aufgrund der Komplexität des Themas eine intensive theoretische Einarbeitung in dieses Thema bzw. der Besuch einer entsprechenden Fortbildung unbedingte Voraussetzung.				
Gütekriterien des Assessments: Objektivität, Reliabilität, Validität, in welchem Land standardisiert, Größe der Stichprobe		Für die Tätigkeitsitems liegt eine Standardisierung bezüglich des Materials, der Anweisungen und der Ausführung vor.				
Ableitung ergotherapeutischer Ziele aus dem Test: Stärken + Schwächen / Prophylaxe von zukünftigen Störungen / wie differenziert ist der Test in der Aussage und Unterscheidung einmalige Beurteilung - Verlaufsbeurteilung		Aufgrund der Ergebnisse aus der Anamnese der Videoanalyse der Tätigkeitsitems sowie der Beobachtungen aus dem Beobachtungsbogen kann eine Aussage über die Handdominanz gemacht werden. Aufgrund dessen können weitere therapeutische Maßnahmen eingeleitet werden, z.B. Rückschulung auf die dominante Hand durch ein spezifisches graphomotorisches Training.				
Bemerkungen, Vor- und Nachteile des Tests: in Bezug auf Zeitbedarf + Preis + Attraktivität für die Testperson		Es ist das einzige umfassende Befundinstrument zur Überprüfung der Handdominanz, das zurzeit vorliegt. Aufgrund der Komplexität der Problembereiche bietet sich zur Diagnostik der Handdominanz ein mehrdimensionales Befundinstrument aus standardisierten Tätigkeitsitems, Beobachtungsbogen und Anamnesebogen zur umfassenden Diagnostik an.				

BISC (Bielefelder Screening zur Früherkennung von Lese-Rechtschreibschwierigkeiten)

Titel + Art des Befundinstruments	Autor + Erscheinungsjahr + Land	Untersuchte Fähigkeiten	Altersgruppe	Anwendungsbereich, s. S. 71f	Zeitaufwand Durchführung / Auswertung	Bezugsadresse + Kosten
BISC Bielefelder Screening zur Früherkennung von Lese-Rechtschreibschwäche	H. Jansen, G. Mannhaupt, H. Marx, H. Skowronek 2. überarbeitete Auflage 2002 BRD	Überprüfung der phonologischen Bewusstheit, visuellen Wahrnehmung, auditiven Wahrnehmung und der Interferenzneigung	Testzeitpunkt 10 der 4 Monate vor Einschulung		Durchführung ca. 30 min Auswertung ca. 10 min	Testzentrale Manual: 29,80 € Material: 72 € Kosten / Heft: 0,55 €

Beschreibung des Settings: Material / Raum / Technische Voraussetzungen	Einzeltestung, ruhiger Raum (es müssen Höraufgaben bewältigt werden). Material: Kassettenrekorder, Stoppuhr, Testmaterial (Testkassette, Vorlagenmappe, Protokollbogen).
Anforderung an die Untersucherin: Inkl. Einarbeitung, Fremdsprachenkenntnisse, Voraussetzung an theoretischen Grundlagen	Kurze Einarbeitung. Übersichtliche Durchführungsbeschreibung und Protokollierung. Grundwissen über auditive Wahrnehmungsverarbeitung wichtig.
Gütekriterien des Assessments: Objektivität, Reliabilität, Validität, in welchem Land standardisiert, Größe der Stichprobe	Objektivität: „in hohem Maße durchführungsobjektiv" (Manual S. 37). Retest-Reliabilität: r = .82. Standardisierung in der BRD, Längsschnittstudie 1986/1987 an 1120 Kindern.
Ableitung ergotherapeutischer Ziele aus dem Test: Stärken + Schwächen / Prophylaxe von zukünftigen Störungen / wie differenziert ist der Test in der Aussage und Unterscheidung einmalige Beurteilung - Verlaufsbeurteilung	Hinweise auf auditive Wahrnehmungsverarbeitung, visuelle Wahrnehmungsverarbeitung, Aufmerksamkeit und Konzentration.
Bemerkungen, Vor- und Nachteile des Tests: in Bezug auf Zeitbedarf + Preis + Attraktivität für die Testperson	Neues Verfahren inkl. darauf aufbauendem Trainingsprogramm, überprüft die Vorstufen der Entwicklung von Lese- und Rechtschreibfähigkeit; Entscheidung, ob Probleme beim Lese-Rechtschreiberwerb zu erwarten sind bzw. ob entsprechende Übungsprogamme zur Vorbeugung notwendig sind. Effektives Trainingsprogramm vorhanden (P. Küspert, W. Schneider: Hören, lauschen, lernen. Verlag Vandenhoeck und Ruprecht. 2. Auflage 2000). Geringer Zeitbedarf, preisgünstig, gute Akzeptanz bei Kindern.

DTVP-2 (Development Test of Visual Perception)

Titel + Art des Befund-instruments	Autor + Erscheinungsjahr + Land	Untersuchte Fähigkeiten	Altersgruppe	Anwendungsbereich s. S. 71f	Zeitaufwand Durchführung / Auswertung	Bezugsadresse + Kosten
DTVP-2 Developmental Test of Visual Perception 2	D. D. Hammill, N. A. Pearson, J. K. Voress 1993 USA	Visuomotorik, Nachzeichnen, Figur-Grund-Wahrnehmung, räumliche Beziehungen, Gestaltschließen, Visuomotorische Geschwindigkeit, Formenkonstanz	4 bis 10 Jahre		Durchführung 30 - 45 min Auswertung 15 min	Testzentrale 336 € Pro-Ed 179 $
Beschreibung des Settings: Material / Raum / Technische Voraussetzungen		Der Test besteht aus einem Malheft, 1 Mappe für die motorikfreien Items, einem Auswertungsbogen. Man benötigt einen Tisch, Stuhl, Stift für das Kind, Stoppuhr.				
Anforderung an die Untersucherin: Inkl. Einarbeitung, Fremdsprachenkenntnisse, Voraussetzung an theoretischen Grundlagen		Man benötigt eine entsprechende Einarbeitungszeit sowie eine entsprechende Übung bei der Ausführung. Englisch-Kenntnisse (Manual und Testhefte in Englisch) erforderlich. Die Testanleitung kann in deutscher Übersetzung bei der Frostig-Gesellschaft erworben werden.				
Gütekriterien des Assessments: Objektivität, Reliabilität, Validität, in welchem Land standardisiert, Größe der Stichprobe		Normierung an 1972 Kindern in 12 amerikanischen Bundesstaaten. Reliabilitäten zwischen 0.93 und 0.97, sie genügen damit den Ansprüchen an ein modernes Testverfahren in der Einzeldiagnostik.				
Ableitung ergotherapeutischer Ziele aus dem Test: Stärken + Schwächen / Prophylaxe von zukünftigen Störungen / Wie differenziert ist der Test in der Aussage und Unterscheidung einmalige Beurteilung - Verlaufsbeurteilung		Es entsteht ein differenziertes Bild der Gesamtfähigkeiten im Bereich der visuellen Wahrnehmung. Gleichzeitig ist es möglich, die einzelnen Fähigkeiten zwischen der rein visuellen Wahrnehmung sowie der visuellen Wahrnehmung mit graphomotorischer Komponente zu differenzieren. Therapeutische Ziele lassen sich dadurch sehr viel differenzierter ableiten.				
Bemerkungen, Vor- und Nachteile des Tests: in Bezug auf Zeitbedarf + Preis + Attraktivität für die Testperson		Das Verfahren liegt nur in amerikanischer Normierung vor. Deutsche Teilübersetzung bei Frostig-Gesellschaft erhältlich. Gut durchführbar, gute Akzeptanz bei den Kindern. Erlaubt eine Differenzierung der Fähigkeiten zwischen (Visuo)motorischem und motorisch-reduziertem Anteil. Beschrieben in ET&Reha 08/01, 09/01 und 12/02. Einhellig von den Expertinnen und Projektgruppenmitgliedern empfohlen.				

ET 6 - 6 (Entwicklungstest 6 Monate bis 6 Jahre)

Titel + Art des Befund-instruments	Autor + Erscheinungsjahr + Land	Untersuchte Fähigkeiten	Altersgruppe	Anwendungs-bereich s. S. 71f	Zeitaufwand Durchführung / Auswertung	Bezugsadresse + Kosten
ET 6-6 Entwicklungstest von 6 Monate bis 6 Jahre	F. Petermann, I. Stein 2000 BRD	Körper- und Handmotorik, Kognition, Gedächtnis, Handlungsstrategien, Kategorisieren, Körperbewusstsein, Sprachentwicklung, Sozialentwicklung, Emotionale Entwicklung	6 Monate bis 6 Jahre		Durchführung 20 - 60 min	Swets Test Services, Frankfurt Testzentrale 980 €
Beschreibung des Settings: Material / Raum / Technische Voraussetzungen		Testkoffer mit allen benötigten Materialien. Aufgaben überwiegend am Tisch durchzuführen, können auch teilweise auf einer Matte sitzend durchgeführt werden. Für Aufgaben mit dem Ball und Balancieren benötigt man ein ausreichend geräumiges Zimmer.				
Anforderung an die Untersucherin: Inkl. Einarbeitung, Fremdsprachenkenntnisse, Voraussetzung an theoretischen Grundlagen		Einarbeitung in den Test nimmt relativ viel Zeit in Anspruch, da für jede der 12 Altersgruppen die Aufgaben variieren.				
Gütekriterien des Assessments: Objektivität, Reliabilität, Validität, in welchem Land standardisiert, Größe der Stichprobe		Normierung an 950 Kindern in drei bundesdeutschen Regionen, pro Altersgruppe zwischen 34 und 92 Kinder. Reliabilität: keine Angaben. Validität: keine Angaben. Durchführungsobjektivität ist gewährleistet.				
Ableitung ergotherapeutischer Ziele aus dem Test: Stärken + Schwächen / Prophylaxe von zukünftigen Störungen / wie differenziert ist der Test in der Aussage und Unterscheidung einmalige Beurteilung - Verlaufsbeurteilung		Grobe Entwicklungseinschätzung möglich, ersetzt keine gezielte und differenzierte Diagnostik. Erfahrungswerte im Umgang mit dem Test momentan noch gering, da das Befundinstrument relativ neu ist.				
Bemerkungen, Vor- und Nachteile des Tests: in Bezug auf Zeitbedarf + Preis + Attraktivität für die Testperson		Neues Testverfahren, das einen großen Altersbereich abdeckt, Alternative zu veralteter MFED. Standardisiertes Befundinstrument. Ausführlich in ET&Reha 2/02 beschrieben.				

FTM (Frostig-Test der motorischen Entwicklung)

Titel + Art des Befund-instruments	Autor + Erscheinungsjahr + Land	Untersuchte Fähigkeiten	Altersgruppe	Anwendungs-bereich s. S. 71f	Zeitaufwand Durchführung / Auswertung	Bezugsadresse + Kosten
FTM Frostig-Test der motorischen Entwicklung	M. Frostig 1972 USA 1985 deutsche Ausgabe	Auge-Hand-Koordination, Beweglichkeit, Gelenkigkeit, Kraft, Gleichgewicht	5;9 bis 9;8 Jahre		Durchführung 25 min	Testzentrale 329 €

Beschreibung des Settings: Material / Raum / Technische Voraussetzungen	Benötigt werden Tisch, Stuhl, ein großer Raum mit über mehr als 6 m Länge, Testkoffer mit Anweisungsheft; dünne Matte oder Teppichboden, Metermaß, Stoppuhr.
Anforderung an die Untersucherin: Inkl. Einarbeitung, Fremdsprachenkenntnisse, Voraussetzung an theoretischen Grundlagen	Ist einfach durchzuführen; abwechslungsreicher Ablauf, benötigt eine gewisse Routine in dem Wechsel der einzelnen Items.
Gütekriterien des Assessments: Objektivität, Reliabilität, Validität, in welchem Land standardisiert, Größe der Stichprobe	Die deutsche Ausgabe lehnt sich stark an die schwedische Bearbeitung an; Normierung in Stanine-Werten. Die Normierungspopulation bestand aus 919 schwedischen Kindern. Keine Angaben zu Objektivität und Validität. Reliabilitätskoeffizienten für jede Altersgruppe zwischen 0.73 und 0.88.
Ableitung ergotherapeutischer Ziele aus dem Test: Stärken + Schwächen / Prophylaxe von zukünftiger Störungen / wie differenziert ist der Test in der Aussage und Unterscheidung einmalige Beurteilung - Verlaufsbeurteilung	In der Handanweisung und im Testprotokoll kann sowohl die quantitative als auch die qualitative Leistung berücksichtigt werden; Dyspraxien werden bei allen Items durch die komplexe Bewegung sichtbar. Gleichgewichtsregulation gut beurteilbar, da dynamische und statische Balance getestet werden. Bei bestimmten Items werden Jungen und Mädchen getrennt bewertet.
Bemerkungen, Vor- und Nachteile des Tests: in Bezug auf Zeitbedarf + Preis + Attraktivität für die Testperson	Normierung relativ veraltet. Für diese Altersgruppe gibt es keinen vergleichbaren Test, der so viele Elemente der sensomotorischen Entwicklung beinhaltet. Test ist schnell durchzuführen, auch mit zwei bis drei Kindern gleichzeitig. Kinder sind durch die Kürze der einzelnen Items motiviert dabei.

Gezielte Beobachtungen

Titel + Art des Befund-instruments	Autor + Erscheinungsjahr + Land	Untersuchte Fähigkeiten	Altersgruppe	Anwendungs-bereich s. S. 71f	Zeitaufwand Durchführung / Auswertung	Bezugsadresse + Kosten
Gezielte Beobachtungen auch: Klinische Beobachtungen Beobachtungs-verfahren, in manchen Fassungen teilstandardisiert	Ursprüngliche Fassung A. Price USA Erscheinungsjahr unbekannt	Verarbeitung der vestibulären, tiefensensiblen, taktilen und visuellen Wahrnehmung; Muskeltonus, motorisch anpassende Reaktionen, Posturale Kontrolle, Bilaterale Integration; Praxie; Aufgabenverständnis	ab 4 bis 5 Jahren		Durchführung 30 - 45 min Auswertung 10 min bei Videoanalyse 45 min	Zu erhalten in den SI-Grundkursen beim jeweiligen Referenten Fassung von R. Schaefgen: bei Propraxis 11,25 €
Beschreibung des Settings: Material / Raum / Technische Voraussetzungen	Durchführung auf Hockern, auf Matte und im Raum (mind. 4 m x 3 m). Ca. 20 Items. Material auch selbst herzustellen.					
Anforderung an die Untersucherin: Inkl. Einarbeitung, Fremdsprachenkenntnisse, Voraussetzung an theoretischen Grundlagen	Grundlagen in SI-Therapie, Verfahren wird in SI-Grundkursen gelehrt.					
Gütekriterien des Assessments: Objektivität, Reliabilität, Validität, in welchem Land standardisiert, Größe der Stichprobe	Keine Angaben.					
Ableitung ergotherapeutischer Ziele aus dem Test: Stärken + Schwächen / Prophylaxe von zukünftigen Störungen / wie differenziert ist der Test in der Aussage und Unterscheidung einmalige Beurteilung - Verlaufsbeurteilung	Zur Abklärung von SI-Störungsbildern. Differenzierte Aussagen über motorische sowie vor allem sensorische Teilbereiche der Wahrnehmung und Entwicklung. Zur Verlaufsbeurteilung einsetzbar. Auch nur einzelne Items durchführbar und bewertbar.					
Bemerkungen, Vor- und Nachteile des Tests: in Bezug auf Zeitbedarf + Preis + Attraktivität für die Testperson	Erfassung von SI-Problemen, Ausschluss mancher neurologischer Auffälligkeiten sowie motorischer Defizite. Relativ schnell durchführbar. Keine extra Kosten, da im SI-Grundkurs enthalten. Grundlegendes Beobachtungsinstrument in der Beurteilung von Sensorischer Integration bei Kindern. Nachteil: keine Gütekriterien vorhanden. Von den Expertinnen und Projektgruppenmitgliedern einhellig empfohlen.					

GSS (Göppinger sprachfreier Schuleignungstest)

Titel + Art des Befundinstruments	Autor + Erscheinungsjahr + Land	Untersuchte Fähigkeiten	Altersgruppe	Anwendungsbereich s. S. 71f	Zeitaufwand Durchführung / Auswertung	Bezugsadresse + Kosten
GSS Göppinger sprachfreier Schuleignungstest	A. Kleiner, 1953 Neubearbeitung J. Poerschke, 1998 BRD	Formerfassung, Feinmotorik, Erfassen von Mengen, Größen, Konzentration, Merkfähigkeit, Sprach- und Inhaltserfassung	Schulanfänger 8. Woche vor der Einschulung, Erstklässler		Durchführung ca. 35 - 40 min Auswertung ca. 5 - 10 min	Testzentrale Manual: 36 € Kosten/Heft: 2,71 €

Beschreibung des Settings:
Material / Raum /
Technische Voraussetzungen

Einzel- oder Gruppentest möglich.
Pro Kind: Testheft, Farbstift.
Testleiter: Beiheft inkl. Durchführungsanleitung, Stoppuhr.

Anforderung an die Untersucherin:
Inkl. Einarbeitung,
Fremdsprachenkenntnisse,
Voraussetzung an theoretischen Grundlagen

Kurze Einarbeitung.
Übersichtliche Testbeschreibung, kurze Testanweisung.

Gütekriterien des Assessments:
Objektivität, Reliabilität, Validität, in welchem Land standardisiert, Größe der Stichprobe

Reliabilität: r = 0,81
Validität: 0,64 - 0,75
Standardisierung in Deutschland 1997 an 2191 Schulanfängern bzw. Erstklässlern.

Ableitung ergotherapeutischer Ziele aus dem Test:
Stärken + Schwächen / Prophylaxe von zukünftigen Störungen / wie differenziert ist der Test in der Aussage und Unterscheidung einmalige Beurteilung - Verlaufsbeurteilung

Hinweise auf
- Allgemeinen Entwicklungsstand
- Feinmotorik
- Kognitive Fähigkeiten
- Auditive Wahrnehmungsverarbeitung.

Aufmerksamkeit / Konzentration.

Bemerkungen, Vor- und Nachteile des Tests:
in Bezug auf Zeitbedarf + Preis + Attraktivität für die Testperson

Schneller Überblick, gute Akzeptanz, Neubearbeitung.
Klärung der kognitiven Voraussetzungen für den Schulbesuch.
Geringer Zeitaufwand.
Preiswert.
Gute Akzeptanz durch die Kinder.

MAP (Miller Assessment for Preschoolers)

Titel + Art des Befundinstruments	Autor + Erscheinungsjahr + Land	Untersuchte Fähigkeiten	Altersgruppe	Anwendungsbereich s. S. 71f	Zeitaufwand Durchführung / Auswertung	Bezugsadresse + Kosten
MAP Miller Assessment for Preschoolers	L. J. Miller überarbeitete Ausgabe 1988 USA	Motorische, sensorische, kognitive Fähigkeiten	2;9 bis 5;8 Jahre		Durchführung 30 - 50 min Auswertung 5 - 10 min	Testzentrale 920 €
Beschreibung des Settings: Material / Raum / Technische Voraussetzungen		Einzeltest, man benötigt einen Tisch, Stühle, Platz für Balancierband (4 m lang). Material: Testkoffer und Protokollbogen.				
Anforderung an die Untersucherin: Inkl. Einarbeitung, Fremdsprachenkenntnisse, Voraussetzung an theoretischen Grundlagen		Manual in englischer Sprache. Längere Einarbeitungszeit. Zur qualitativen Auswertung gute SI-Kenntnisse notwendig, wird z.T. im SI-Aufbaukurs als Testkurs angeboten.				
Gütekriterien des Assessments: Objektivität, Reliabilität, Validität, in welchem Land standardisiert, Größe der Stichprobe		Retest-Reliabilität: r = 0.81 Validität: keine Angaben 1980 in USA standardisiert bei 1204 Kindern.				
Ableitung ergotherapeutischer Ziele aus dem Test: Stärken + Schwächen / Prophylaxe von zukünftigen Störungen / wie differenziert ist der Test in der Aussage und Unterscheidung einmalige Beurteilung - Verlaufsbeurteilung		Hinweise auf vestibuläre, propriozeptive, taktile, visuelle, auditive Verarbeitung und allgemeinen Entwicklungsstand. Der Test ist sinnvoll als Screening zur schnellen Übersicht der Fähigkeiten eines Kindes.				
Bemerkungen, Vor- und Nachteile des Tests: in Bezug auf Zeitbedarf + Preis + Attraktivität für die Testperson		Einfache Protokollierung, schnelle, übersichtliche und anschauliche Auswertung, auch für Eltern bzw. Ärzte. Aufgrund abwechslungsreicher Spiele gute Akzeptanz durch die Kinder. Ansprechendes Verfahren als Screening. Autorin des Tests ist Ergotherapeutin und Psychologin.				

MOT 4-6 (Motorik-Test für 4-6-jährige Kinder)

Titel + Art des Befund-instruments	Autor + Erscheinungsjahr + Land	Untersuchte Fähigkeiten	Altersgruppe	Anwendungsbereich s. S. 71f	Zeitaufwand Durchführung/ Auswertung	Bezugsadresse + Kosten
MOT 4-6 Motorik-Test für vier- bis sechsjährige Kinder	R. Zimmer und M. Volkamer 1973 Überarbeitung 1984 BRD	Gesamtkörperliche Gewandtheit und Koordinationsfähigkeit, Feinmotorische Geschicklichkeit, Gleichgewichtsvermögen, Reaktionsfähigkeit, Sprungkraft, Bewegungsgeschwindigkeit und -steuerung	4;0 bis 6;11 Jahre		Durchführung 45 - 60 min Auswertung 10 min	Testzentrale 348 €
Beschreibung des Settings: Material / Raum / Technische Voraussetzungen		Der größte Teil der Materialien besteht aus genormten Sportgeräten, so dass es möglich ist, sich dieses Testpaket herzustellen. Stuhl, Tisch, Stoppuhr, Klebestreifen zum Abmessen der Entfernungen müssen ergänzt werden, der Raum sollte mindestens 5 bis 6 Meter lang sein.				
Anforderung an die Untersucherin: Inkl. Einarbeitung, Fremdsprachenkenntnisse, Voraussetzung an theoretischen Grundlagen		Gründliche Auseinandersetzung mit Material, Durchführung und Handhabung.				
Gütekriterien des Assessments: Objektivität, Reliabilität, Validität, in welchem Land standardisiert, Größe der Stichprobe		Objektivität .88 Reabilität 0.80 Validität .78 Der Test ist in Deutschland standardisiert, Stichprobe wurde bei 1400 Kindern durchgeführt.				
Ableitung ergotherapeutischer Ziele aus dem Test: Stärken + Schwächen / Prophylaxe von zukünftigen Störungen / wie differenziert ist der Test in der Aussage und Unterscheidung einmalige Beurteilung - Verlaufsbeurteilung		Bietet Gesamtbild der motorischen Fähigkeiten. Gibt Auskunft über einzelne Teilbereiche (s.o.) aus denen therapeutische Ziele abgeleitet werden können. Die 18 Items bieten zusätzlich noch gute Beobachtungssituationen, um z.B. motorische Planungsfähigkeit, Umsetzungsfähigkeit u.v.m. zu erkennen.				
Bemerkungen, Vor- und Nachteile des Tests: in Bezug auf Zeitbedarf + Preis + Attraktivität für die Testperson		Schnell erlernbar, schnelle und einfache Durchführung und Auswertung möglich. Man kann gut ermitteln, in welchen Bereichen die Auffälligkeiten liegen. Messung motorischer Leistungen in 18 Items nach verbaler Anweisung. Mit behinderten Kindern bis 7 oder 8 Jahren (siehe Handbuch) durchführbar. Gibt auch Hinweise auf Handlungsplanung und Feinmotorik.				

Mottier Test

Titel + Art des Befund-instruments	Autor + Erscheinungsjahr + Land	Untersuchte Fähigkeiten	Altersgruppe	Anwendungsbereich s. S. 71f	Zeitaufwand Durchführung / Auswertung	Bezugsadresse + Kosten
Mottier Test Screening-Verfahren	M. Linder, H. Grissemann 2. Auflage 2000 Schweiz	Auditive Merkfähigkeit Lautdifferenzierung Sequenzierung	6 bis 12 Jahre		Durchführung ca. 10 - 15 min Auswertung ca. 5 min	Testzentrale Teil des Züricher Lesetests (ZLV 4-6) 43 € in Audioform enthalten in Test-CD; Audiva

Beschreibung des Settings:
Material / Raum /
Technische Voraussetzungen

Benötigt werden Tisch, Stuhl, Testbogen sowie Bleistift, eventuell CD-Player mit Kopfhörer, falls die Test-CD verwendet wird.

Anforderung an die Untersucherin:
Inkl. Einarbeitung,
Fremdsprachenkenntnisse,
Voraussetzung an theoretischen Grundlagen

Sehr schnelle Einarbeitungszeit.
Theoretische Grundlagen zur Problematik von auditiven Wahrnehmungs- und Verarbeitungsstörungen sind zur Interpretation der Ergebnisse notwendig.

Gütekriterien des Assessments:
Objektivität, Reliabilität, Validität,
in welchem Land standardisiert,
Größe der Stichprobe

Zur Klassifikation liegen grobe Alterswerte (in Jahresschritten) vor, wobei es keine Informationen zur Standardisierung sowie zur Validierung gibt.

Ableitung ergotherapeutischer Ziele aus dem Test:
Stärken + Schwächen / Prophylaxe von zukünftigen Störungen / wie differenziert ist der Test in der Aussage und Unterscheidung einmalige Beurteilung - Verlaufsbeurteilung

Für die Therapie von auditiven Wahrnehmungs- und Verarbeitungsstörungen sowie für die LRS-Therapie können Auffälligkeiten im Bereich der auditiven Merkfähigkeit sowie der Lautdifferenzierung und der Sequenzierung (Verwechseln der Reihenfolge der Sinnlossilben) diagnostiziert werden, wobei es differentialdiagnostisch nicht möglich ist, Auffälligkeiten zwischen auditiver Merkfähigkeit und Lautdifferenzierung zu unterscheiden. Dazu sind bei einem auffälligen Ergebnis weitere Testverfahren zur Überprüfung der auditiven Merkfähigkeit nötig.
Aufgrund der groben Altersangaben kann man mit diesem Testverfahren nur ein grobes Ergebnis erzielt werden.

Bemerkungen, Vor- und Nachteile des Tests:
in Bezug auf Zeitbedarf + Preis + Attraktivität für die Testperson

Sehr einfaches, gut anwendbares, kostengünstiges Verfahren. Es gibt kein anderes vergleichbares Testverfahren. Im Speziellen können damit Auffälligkeiten im Bereich der auditiven Merkfähigkeit, der Lautdifferenzierung sowie der Sequenzierung diagnostiziert werden.
Es ist ein sehr gebräuchliches und häufig eingesetztes Testverfahren.
Kosten entstehen lediglich für die Kopie des Protokollbogens.

MVPT-R (Motor-free visual perception Test)

Titel + Art des Befundinstruments	Autor + Erscheinungsjahr + Land	Untersuchte Fähigkeiten	Altersgruppe	Anwendungsbereich s. S. 71f	Zeitaufwand Durchführung / Auswertung	Bezugsadresse + Kosten
MVPT-R Motor Free Visual Perception Test	R. P. Colarusso, D. D. Hammill 2. überarbeitete Fassung 1996 USA	Visuelle Diskrimination, Figur-Grund-Wahrnehmung, Gestaltschließen, visuelle Merkfähigkeit, Raumlage	4 bis 11 Jahre		Durchführung 10 - 15 min Auswertung 5 min	Academic Therapy Publications Kosten ca. 50 €
Beschreibung des Settings: Material / Raum / Technische Voraussetzungen		Am Tisch / auf dem Boden durchführbar. Man benötigt keinen besonderen Raum. Ordner mit Vorlagen und Auswertungsbogen.				
Anforderung an die Untersucherin: Inkl. Einarbeitung, Fremdsprachenkenntnisse, Voraussetzung an theoretischen Grundlagen		Englischsprachiges Material. Relativ geringe Zeit zur Einarbeitung. Theoretische Grundkenntnisse im visuellen Bereich sollten vorhanden sein.				
Gütekriterien des Assessments: Objektivität, Reliabilität, Validität, in welchem Land standardisiert, Größe der Stichprobe		Standardisierung bei 912 Kindern zwischen 4 und 11 Jahren in Georgia und Nordkalifornien.				
Ableitung ergotherapeutischer Ziele aus dem Test: Stärken + Schwächen / Prophylaxe von zukünftigen Störungen / wie differenziert ist der Test in der Aussage und Unterscheidung einmalige Beurteilung - Verlaufsbeurteilung		Dieser Test gibt schnell und ohne großen Aufwand Auskunft über die visuelle Wahrnehmung des Kindes. Schnelle Zielsetzung im visuellen Bereich möglich. Der Test gibt einen guten Überblick und genaue Aussagen über die visuelle Wahrnehmung des einzelnen Kindes.				
Bemerkungen, Vor- und Nachteile des Tests: in Bezug auf Zeitbedarf + Preis + Attraktivität für die Testperson		Da motorikfrei gut geeignet für Kinder mit Körperbehinderung. Attraktiver Preis. Schnelle Durchführung + Auswertung. Gute Akzeptanz. Im Vergleich zu motorikfreien Items des DTVP-2 wird hier außerdem visuelle Merkfähigkeit überprüft.				

Teile des PET (Psycholinguistischer Entwicklungstest): „Laute verbinden", „Zahlenfolgegedächtnis", „Wörter ergänzen"

Titel + Art des Befundinstruments	Autor + Erscheinungsjahr + Land	Untersuchte Fähigkeiten	Altersgruppe	Anwendungsbereich s. S. 71f	Zeitaufwand Durchführung / Auswertung	Bezugsadresse + Kosten
PET Psycholinguistischer Entwicklungstest	M. J. W. Angermaier 1977 dt. Bearbeitung des Illinois Test of Psycholinguistic Abilities (K. McCarthy 1968) USA	Entschlüsselung optischer und akustischer Stimuli, Assoziation von Gehörtem und von Bildern, Wahrnehmungsgeschwindigkeit, akustisches und optisches Gedächtnis, Wortverständnis, Wörter ergänzen, Laute verbinden, Zahlenfolgegedächtnis	3 bis 10 Jahre		Durchführung 1 - 1,5 Stunden Auswertung 20 min	Testzentrale 230 €

Beschreibung des Settings:
Material / Raum / Technische Voraussetzungen

Arbeiten am Tisch, sorgfältige Testbearbeitung. Aufteilung in zwei Testsequenzen möglich.

Anforderung an die Untersucherin:
Inkl. Einarbeitung, Fremdsprachenkenntnisse, Voraussetzung an theoretischen Grundlagen

Gründliche Einarbeitung notwendig auch bezüglich der Auswertung.

Gütekriterien des Assessments:
Objektivität, Reliabilität, Validität, in welchem Land standardisiert, Größe der Stichprobe

1973 Standardisierung in Deutschland N = 2622, Skala in T-Werte
Objektivität: Messungen liegen nur bzgl. "Gegenstände beschreiben" vor, Messung wird als sehr objektiv beurteilt.
Reliabilität: Split-half-Technik mit Spearman-Brown-Korrektur zwischen r = 0.64 und r = 0.96.
Validität zur Differentialdiagnose zwischen Legasthenikern und Nichtlegasthenikern.
Es liegen Normierungsdaten für die einzelnen Items vor, so dass diese auch isoliert durchgeführt werden können.

Ableitung ergotherapeutischer Ziele aus dem Test:
Stärken + Schwächen / Prophylaxe von zukünftigen Störungen / wie differenziert ist der Test in der Aussage und Unterscheidung einmalige Beurteilung - Verlaufsbeurteilung

Stärken: Gut geeignet zur Herausarbeitung von visuellen und auditiven Fähigkeiten. Leistungsentsprechender Testanfang und Testende bzw. Stichprobenverfahren ermöglichen eine Zeit- und Frustrationsreduzierung. Die Untertests „Laute verbinden", „Wörter ergänzen" sowie „Zahlenfolgegedächtnis" können zur Überprüfung von auditiven Wahrnehmungs- und Verarbeitungsstörungen auch einzeln angewandt werden.
Test wird empfohlen zur Differentialdiagnose bei Lernstörungen und Legasthenie. Teilleistungsstärken können genutzt werden (Hinweis für Unterricht, Übungen für zu Hause).

Bemerkungen, Vor- und Nachteile des Tests:
in Bezug auf Zeitbedarf + Preis + Attraktivität für die Testperson

Bilder und Begriffe sind kulturspezifisch, teilweise veraltet und nicht mehr im Alltagsgebrauch der Kinder.
Die drei Untertests „Wörter ergänzen, Laute verbinden, Zahlenfolgegedächtnis" können zur Überprüfung der entsprechenden Fähigkeiten in diesem Altersbereich vor allem einzeln angewandt werden.
Im Bereich der psycholinguistischen Wahrnehmungs- und Verarbeitungsstörungen handelt es sich bei diesem Testverfahren um ein Standardwerk. Normierung veraltet, aber es liegt kein vergleichbares neues Testverfahren zur Überprüfung der auditiven Bereiche. Profilanalyse zeigt Spitzen/Schwächen bzgl. des individuellen Mittelwerts.
Standardisierte Auswertung der auditiven Bereiche.

SIPT (Sensory Integration and Praxis Test)

Titel + Art des Befundinstruments	Autor + Erscheinungsjahr + Land	Untersuchte Fähigkeiten	Altersgruppe	Anwendungsbereich s. S. 71f	Zeitaufwand Durchführung / Auswertung	Bezugsadresse + Kosten
SIPT Sensory Integration and Praxis Tests	J. Ayres 1991 (3. Fassung) USA	Taktile und vestibulär-propriozeptive Verarbeitung, Form- und Raumwahrnehmung und visuo-motorische Koordination, Praxie, Bilaterale Integration und Sequenzierung	4;0 bis 8;11 Jahre		Durchführung 2 Stunden Auswertung + Interpretation mind. 1 Std. Auswertung nur über PC möglich	Testzentrale 1725 € Pro Auswertungen 37,50 €

Beschreibung des Settings:
Material / Raum /
Technische Voraussetzungen

Durchführung am Tisch, auf zwei Hockern und eine Aufgabe im Raum (4 m Platz nötig).
17 Untertests. Untertests auch einzeln auswertbar, dafür werden jedoch auch die ganzen Durchführungskosten fällig.

Anforderung an die Untersucherin:
Inkl. Einarbeitung,
Fremdsprachenkenntnisse,
Voraussetzung an theoretischen Grundlagen

Test liegt nur in amerikanischer Fassung vor, Übersetzung gibt es z.B. bei Teilnahme an Testkurs als Script dazu.
Enorme Einarbeitungszeit.
Testkurs (2 x 5 Tage) ist sehr zu empfehlen, sonst ist der Test kaum durchführbar und interpretierbar.

Gütekriterien des Assessments:
Objektivität, Reliabilität, Validität,
in welchem Land standardisiert,
Größe der Stichprobe

Stichprobe: > 2000 Kinder in den USA.
Angaben zur Validität, Reliabilität und Objektivität differenziert zu jedem einzelnen der 17 Untertests im Manual vorhanden, Tests erfüllen Anforderungen bezüglich Gütekriterien.
Keine deutsche Standardisierung, österreichische Pilotstudie verweist aber auf Anwendbarkeit der amerikanischen Normen.

Ableitung ergotherapeutischer Ziele aus dem Test:
Stärken + Schwächen / Prophylaxe
von zukünftigen Störungen / wie
differenziert ist der Test in der
Aussage und Unterscheidung
einmalige Beurteilung -
Verlaufsbeurteilung

Abklärung von Störungen in der Sensorischen Integration zur differenzierten Beurteilung bei Lernstörungen etc.
Durchführung bei kognitiv schwachen Kindern nicht sinnvoll.
Ableitung spezifischer Ziele sehr gut möglich, sehr differenziert in den Aussagen (spezifische Störungsbilder werden vom Auswertungsprogramm geliefert).
Prophylaxe von später auftretenden Schulproblemen möglich, da Voraussetzungen für Lernen überprüft werden.

Bemerkungen, Vor- und Nachteile des Tests:
in Bezug auf Zeitbedarf + Preis +
Attraktivität für die Testperson

Zeit- und kostenintensiv.
Differenzierte Beurteilung sowie Hinweise für die Therapieplanung bei Verdacht auf somatosensorische Probleme, Lernstörungen etc.
Entsprechende Fortbildung erforderlich.
Hohe Qualität der Aussagen über ergotherapierelevante Teilleistungen.
Sehr hohe Aussagekraft, viele Einzelinformationen.
Gutes Verfahren zur Erfassung von SI-Problemen, Abgrenzungen zu motorischen Ursachen von aufgetretenen Defiziten, kognitiven Problemen, etc.

SON-R 2 ½ - 7 (Snijders Oomen - nonverbale Intelligenzreihe)

Titel + Art des Befund-instruments	Autor + Erscheinungsjahr + Land	Untersuchte Fähigkeiten	Altersgruppe	Anwendungs-bereich s. S. 71f	Zeitaufwand Durchführung / Auswertung	Bezugsadresse + Kosten
SON-R 2½ - 7 Snijders-Oomen nonverbale Intelligenztest-reihe (revidiert)	P. Tellegen, M. Winkel, B. Wijnberg-Williams, J. Laros 1997 Niederlande	Kognition 3 Handlungsaufgaben: - Mosaike legen - Puzzle legen - Zeichenmuster nachzeichnen 3 Denkaufgaben: - Kategorien bilden - Analogien bilden - Situationen erfassen	2 ½ bis 7 Jahre		Durchführung 50 min Auswertung 10 min	Testzentrale Koffer 900 € Handbuch 65 € Zusätzlich: Auswertungsprogramm 55 €
Beschreibung des Settings: Material / Raum / Technische Voraussetzungen		Test wird am Tisch durchgeführt, 6 Untertests, Holz-Testkoffer mit allem erforderlichen Material.				
Anforderung an die Untersucherin: Inkl. Einarbeitung, Fremdsprachenkenntnisse, Voraussetzung an theoretischen Grundlagen		Grundkenntnisse in Testgrundlagen. Manual in deutscher Fassung: keine Fremdsprachenkenntnisse zur Durchführung und Interpretation erforderlich.				
Gütekriterien des Assessments: Objektivität, Reliabilität, Validität, in welchem Land standardisiert, Größe der Stichprobe		Stichprobe an 1000 niederländischen Kindern. Normen für Lebensjahr und -monat. Angaben zu Validität und Reliabilität nicht enthalten.				
Ableitung ergotherapeutischer Ziele aus dem Test: Stärken + Schwächen / Prophylaxe von zukünftigen Störungen / wie differenziert ist der Test in der Aussage und Unterscheidung einmalige Beurteilung - Verlaufsbeurteilung		Infos über nichtsprachlichen kognitiven Entwicklungsstand. Hinweise auf räumliche Wahrnehmung, Zeichenentwicklung, Feinmotorik, Ausdauer, isolierte Sprachprobleme. 6 Untertests, differenzierte Aussage durch Einzelwertung der Untertests in Standard-Werte.				
Bemerkungen, Vor- und Nachteile des Tests: in Bezug auf Zeitbedarf + Preis + Attraktivität für die Testperson		Signifikanter Unterschied in Handlungs- und Denkteil gibt Hinweise auf ergotherapierelevante Probleme. Bei Verdacht auf Praxieprobleme sind Verbesserungen durch Ergotherapie isoliert im Handlungsteil zu erwarten. Einschätzung des kognitiven Entwicklungsstandes und dadurch gezielter Therapieplanung möglich. Test auch für relativ kleine Kinder. Gute Akzeptanz bei Kindern mit Sprachproblemen. Ansprechendes Therapiematerial, Kinder arbeiten gerne damit. Gute Vorabtestung, falls ausführliche Untersuchung beim Psychologen überlegt wird.				

TSFI (Test of Sensory Functions in infants)

Titel + Art des Befund- instruments	Autor + Erscheinungsjahr + Land	Untersuchte Fähigkeiten	Altersgruppe	Anwendungs- bereich s. S. 71 f	Zeitaufwand Durchführung / Auswertung	Bezugsadresse + Kosten
TSFI Test of Sensory Functions in Infants	G. DeGangi, S. Greenspan 1989 USA	Reaktion auf tiefen taktilen Druck, Anpassende motorische Funktionen, visuell-taktile Integration, okular-motorische Kontrolle, Reaktion auf vestibuläre Stimulation	4 bis 18 Monate		Durchführung 20 min Auswertung 5 min	Propraxis 296,55 € wps

Beschreibung des Settings: Material / Raum / Technische Voraussetzungen	Man benötigt Matte und Stuhl. Material selbst herstellbar.
Anforderung an die Untersucherin: Inkl. Einarbeitung, Fremdsprachenkenntnisse, Voraussetzung an theoretischen Grundlagen	Manual und Testblock auf Englisch, es gibt jedoch inzwischen deutsche Übersetzungen, z.B. in den SI-Aufbaukursen. Grundlagen in SI-Therapie sind Voraussetzung.
Gütekriterien des Assessments: Objektivität, Reliabilität, Validität, in welchem Land standardisiert, Größe der Stichprobe	Normierung an ca. 300 Kindern in den USA. Reliabilität: nicht erwähnt. Validität: nicht erwähnt.
Ableitung ergotherapeutischer Ziele aus dem Test: Stärken + Schwächen / Prophylaxe von zukünftigen Störungen / wie differenziert ist der Test in der Aussage und Unterscheidung einmalige Beurteilung - Verlaufsbeurteilung	Frühzeitiges Erkennen von Wahrnehmungsproblemen, um bei Bedarf entsprechend früh und damit effektiv behandeln zu können. Alle anderen Verfahren bei Säuglingen prüfen vor allem die motorischen Meilensteine der Entwicklung ab, hiermit kann die Qualität der Wahrnehmung erfasst werden.
Bemerkungen, Vor- und Nachteile des Tests: in Bezug auf Zeitbedarf + Preis + Attraktivität für die Testperson	Überprüfung v.a. der Basissinnessysteme bei Säuglingen als Ergänzung zur motorischen Überprüfung. Zielt auf Sensorische Integration ab, dadurch u.U. wichtige Hinweise auf Ursache von Entwicklungsproblemen, die sich anhand anderer Verfahren für diese Altersgruppe nicht erklären lassen. Kurze Durchführungsdauer. Kaum Probleme mit der Kooperation, da Kind auch auf Schoß bzw. auf dem Arm eines Elternteils getestet werden kann.

TSI (DeGangi-Berk Test of Sensory Integration)

Titel + Art des Befundinstruments	Autor + Erscheinungsjahr + Land	Untersuchte Fähigkeiten	Altersgruppe	Anwendungsbereich s. S. 71f	Zeitaufwand Durchführung / Auswertung	Bezugsadresse + Kosten
TSI DeGangi-Berk Test of Sensory Integration	G. DeGangi, R. A. Berk 1983 4. Auflage 1994 USA	Posturale Kontrolle Bilaterale Motor-Integration Reflexintegration	3 bis 5 Jahre		Durchführung 45 - 60 min	wps propraxis 296,55 €
Beschreibung des Settings: Material / Raum / Technische Voraussetzungen		Man benötigt Therapieraum mit mindestens 4 m Platz; Tisch, Hocker, Matte. Material ist selbst herstellbar.				
Anforderung an die Untersucherin: Inkl. Einarbeitung, Fremdsprachenkenntnisse, Voraussetzung an theoretischen Grundlagen		Übliche Einarbeitung in Testgrundlagen sowie Kenntnisse der SI-Therapie. Original-Manual in Englisch, in einigen SI-Aufbaukursen teilweise Übersetzung erhältlich.				
Gütekriterien des Assessments: Objektivität, Reliabilität, Validität, in welchem Land standardisiert, Größe der Stichprobe		Stichprobe durchgeführt bei 139 Kindern. Keine Angaben zu Reliabilität und Validität. Altersnormen nur grob, es gibt zwei Bewertungsaltersgruppen: 3-jährige und 4- bis 5-jährige Kinder. Einteilung nicht in Standard-Werten, sondern nur Unterteilung in "Störung", "Risiko" und "Norm".				
Ableitung ergotherapeutischer Ziele aus dem Test: Stärken + Schwächen / Prophylaxe von zukünftigen Störungen / wie differenziert ist der Test in der Aussage und Unterscheidung einmalige Beurteilung - Verlaufsbeurteilung		Abklärung von Sensorischen Integrationsstörungen bei Vorschülern.				
Bemerkungen, Vor- und Nachteile des Tests: in Bezug auf Zeitbedarf + Preis + Attraktivität für die Testperson		Auswertung nur screeninghaft, da Unterteilung in "Störung", "Risiko" "Norm". Bei den meisten Dreijährigen gut durchführbar; eines der wenigen Verfahren für diese junge Altersgruppe. Gibt Eindruck von Grob- und Feinmotorik, Wahrnehmungsverarbeitung, Praxis sowie allgemeinem Aufgabenverständnis.				

ZAREKI (Zahlenverarbeitung und Rechnen bei Kindern)

Titel + Art des Befund-instruments	Autor + Erscheinungsjahr + Land	Untersuchte Fähigkeiten	Altersgruppe	Anwendungs-bereich s. S. 71f	Zeitaufwand Durchführung / Auswertung	Bezugsadresse + Kosten
ZAREKI Zahlenverarbeitung und Rechnen bei Kindern	von M. Aster 2001 BRD	Überprüfung der mentalen Repräsentation von Zahlen und Mengen	7;6 bis 11;0 Jahre (2.- 4. Grundschulklasse)		Durchführung ca. 30 min	Swets Frankfurt ca. 45 €

Beschreibung des Settings: Material / Raum / Technische Voraussetzungen	Zur Testdurchführung werden das Testvorlagenbuch sowie die Arbeitsblätter und Tisch und Stuhl benötigt.
Anforderung an die Untersucherin: Inkl. Einarbeitung, Fremdsprachenkenntnisse, Voraussetzung an theoretischen Grundlagen	Eine entsprechende Einarbeitungszeit zur Testdurchführung sowie Kenntnis des Triple-Code-Modells ist zur adäquaten Interpretation der Testergebnisse notwendig.
Gütekriterien des Assessments: Objektivität, Reliabilität, Validität, in welchem Land standardisiert, Größe der Stichprobe	Repräsentative Normpopulation von N = 279 Kindern aus vollständigen 2., 3., und 4. Klassen ländlicher und städtischer Regionen sowie unterschiedlicher sozioökonomischer Bevölkerungsstruktur. Die Testgütekriterien sind für die einzelnen Untertests jeweils ausführlich im Manual beschrieben und entsprechen den Anforderungen an ein neueres, wissenschaftliches Testverfahren.
Ableitung ergotherapeutischer Ziele aus dem Test: Stärken + Schwächen / Prophylaxe von zukünftigen Störungen / wie differenziert ist der Test in der Aussage und Unterscheidung einmalige Beurteilung - Verlaufsbeurteilung	In der Auswertung können ein Gesamtscorewert, Indexwerte (Gruppen von Untertests) sowie die Werte für die einzelnen Subtests ermittelt werden. Das Manual gibt Hinweise für die Interpretation der Ergebnisse aus den einzelnen Bereichen. Somit können aus den Ergebnissen Störungen in den einzelnen Bereichen ermittelt und therapeutische Ziele für die Behandlung differenziert abgeleitet werden.
Bemerkungen, Vor- und Nachteile des Tests: in Bezug auf Zeitbedarf + Preis + Attraktivität für die Testperson	Neues Testverfahren zur Diagnostik von Dyskalkulie im Grundschulalter, orientiert sich am Triple Code Modell von S. Dehaene. Es gibt kein anderes vergleichbares Befundinstrument. Die einzelnen Testaufgaben sind abwechslungsreich, so dass auch rechenschwache Kinder den Test motiviert durchführen.

6 Diskussion

Beim Sammeln, Sortieren und Bewerten von Befundinstrumenten in der pädiatrischen Ergotherapie haben sich für uns Erwartungen bestätigt, aber auch neue Erkenntnisse ergeben.
Schwierig und vor allem arbeitsaufwändig war es, genaue Informationen über die Befundinstrumente zu recherchieren und zusammenzutragen. Wir sind froh, dass wir nun vielen Kolleginnen diese Arbeit durch unsere Veröffentlichung ersparen können.
Es war sehr hilfreich – besser gesagt: unerlässlich – andere Kolleginnen zu unserer Sammlung zu befragen. Nur durch die detaillierten Befragungen zu den einzelnen Befundinstrumenten war es möglich, die verwendeten Instrumente in dieser Form zu überprüfen und deren Einsatz zu reflektieren.
Sehr erfreulich war, dass sich so viele der angeschriebenen Kolleginnen bereit erklärt haben, bei den Fragerunden mitzumachen. Die Rücklaufquote war sehr hoch.

Klar wurde uns „Praktikerinnen", wie sehr uns ein Grundwissen an wissenschaftlicher Vorgehensweise fehlt. Es wäre sehr hilfreich gewesen, wenn wir gewusst hätten, dass z.B. am Beginn jeder Arbeit eine intensive Literaturrecherche stehen sollte und wie wichtig es ist, über die Konstruktion und Formulierung von Fragebogen Bescheid zu wissen. Unsere zwei Akademikerinnen sind leider erst zu einem Zeitpunkt zu uns gestoßen, zu dem beide Fragerunden schon angelaufen waren.
Es ist uns klar geworden, dass wir bei beiden Befragungen alleine durch die Formulierungen und durch die Vorgabe der Liste zur zweiten Befragung deutlich Einfluss genommen haben auf das Ergebnis. Es gab keine Messung oder Befragung, die das zu Messende nicht beeinflusst hätte.
Die vorliegenden **17 empfehlenswerten Befundinstrumente** sind nicht Ergebnis der Expertinnenbefragung, sondern Ergebnis unserer Diskussion unter Einbeziehung der Ergebnisse der Befragung.
Wir hatten nie den Anspruch, wissenschaftlich zu arbeiten. Wir sind jedoch im Lauf unserer Arbeit wissenschaftlicher geworden. Dies war eine Herausforderung für uns Praktikerinnen, die sich für uns sehr gelohnt hat.

Unsere Vermutung, dass wir Ergotherapeutinnen sehr gründlich und gewissenhaft bei der Befunderhebung vorgehen, hat sich durch die Expertinnenbefragung bestätigt.
Es hat sich jedoch auch deutlich gezeigt, dass wir versuchen, den Erfolg unserer Arbeit mit Instrumenten zu „messen", die dafür eigentlich nicht wirklich ausreichend geeignet sind (vielleicht sind deshalb so viele Instrumente im Einsatz?). Wir bedienen uns vieler Befundinstrumente, die nicht unserer Berufsgruppe

eigen sind, sondern in anderen Bereichen, vor allem der Neurophysiologie, entstanden sind. Es ist deshalb nicht verwunderlich, wenn, wie es häufig geschieht, die Befundinstrumente zum besseren Kennenlernen des Kindes und seiner Fähigkeiten benutzt werden, diese Instrumente jedoch nur selten am Ende der Therapie zum Messen des Erfolgs der ergotherapeutischen Behandlung herangezogen werden.

Keines unserer empfehlenswerten Befundinstrumente ist in der Lage, **ergotherapeutische** Erfolge direkt und sichtbar zu messen. Wir messen mit den beliebtesten und am häufigsten angewandten Befundinstrumenten zum Beispiel die Schulfertigkeiten (10 von 17 Instrumenten testen diesen Bereich), die „Sensorische Integration" (4 der 17 Befundinstrumente sind aus diesem Körperfunktionsbereich) und die Motorik von Kindern (5 von 17 Befundinstrumenten haben den Schwerpunkt in diesem Bereich). Keines dieser Befundinstrumente misst jedoch die Schulfähigkeit und vor allem die allgemeine Handlungsfähigkeit der Kinder in ihrem Lebensumfeld.

Es steht momentan kein Befundinstrument zur wichtigsten Handlung in der kindlichen Entwicklung, dem kindlichen Spiel, zur Verfügung. Es gibt im deutschsprachigen ergotherapeutischen Bereich kein Instrument zum Messen von Spielentwicklung sowie zum Messen von ADL (activities of daily living) von Kindern. Es wäre sehr erfreulich, wenn diese Lücke gefüllt werden könnte.

Mit unserer Zusammenstellung haben wir eine Grundlage für eine systematische Befunderhebung in der Pädiatrie geschaffen. Gleichzeitig haben wir festgestellt, dass es dringend notwendig ist, ergotherapeutische Befundinstrumente zu entwickeln, zu übersetzen und zu verbreiten. Nur mit solchen Instrumenten wird die ergotherapeutische Befunderhebung nicht nur systematisch, sondern auch effektiv und befriedigend.

Testgütekriterien scheinen für uns Ergotherapeutinnen eine geringere Rolle zu spielen als die praktische Anwendung sowie auch manchmal die Therapierelevanz. Es lohnt sich, in Zukunft mehr darauf zu achten und geschult zu sein, **was** die Befundinstrumente messen und **wie gut** sie dieses messen.

B Neue Entwicklungen in der Ergotherapie

Das ursprüngliche Ziel der Arbeitsgruppe war es, eine Liste empfehlenswerter Verfahren für die pädiatrische Ergotherapie zusammenzustellen. Während dieser Arbeit kam es jedoch zu konträren Einstellungen über die Relevanz verschiedener Befundinstrumente für unsere Arbeit. Es ergab sich hieraus eine Grundsatzdiskussion über ergotherapeutische Inhalte und Zielsetzungen und letztendlich über die Betrachtungsweise in der ergotherapeutischen Befunderhebung.

Im Folgenden werden neue Kriterien, die in der ergotherapeutischen Befunderhebung von Bedeutung sind, beschrieben. Die Liste der empfehlenswerten Verfahren spiegelt dagegen den heutigen Standpunkt der Ergotherapie in Deutschland wider. In der grafischen Darstellung der Befunderhebungsbereiche wird veranschaulicht, auf welchen Bereich zurzeit der Fokus in der Befunderhebung gelegt wird. Dies zeigt sich durch die Sammlung der bestehenden Befundinstrumente. Außerdem wird gezeigt, in welche Richtung die ergotherapiespezifische Betrachtung auf internationaler Ebene gehen wird und welche neueren Instrumente es hierfür gibt. Es wird dann ein Vergleich dargestellt zwischen
- einem traditionellen Befundsystem und Therapieprozess
- und einem Befundsystem und Therapieprozess angelehnt an Top-Down-Theorien.

Diese Beispiele machen vielleicht deutlich, wie tief greifend diese Veränderungen für unseren therapeutischen Alltag sind.

Woran liegt es nun eigentlich, dass eine gewisse Diskrepanz zwischen der Praxis der deutschen Ergotherapie und der auf internationaler Ebene besteht? Dieser Frage gehen wir im Kapitel B4 nach, in dem die Professionalisierungsbestrebungen der deutschen Ergotherapie aufgezeigt werden.

1 Ergotherapeutische Befunderhebung

1.1 Hauptaufgabe der Ergotherapie

Das Grundkonzept eines Berufes sollte durch die Tests und Messverfahren, die in der Praxis genutzt werden, reflektiert werden (Gillete, zit. n. Trombly, 1993, S. 253). Um eine berufsspezifische Befunderhebung durchzuführen, ist es somit notwendig, sich der ergotherapeutischen Schwerpunkte bewusst zu sein. Ergotherapie soll, laut der neuesten Vorschläge für eine Überarbeitung der Definition des DVE (Deutscher Verband der Ergotherapeuten e.V.), dem Menschen ermöglichen, in seiner Umwelt für ihn bedeutungsvolle Betätigungen in den Bereichen Selbstversorgung, Produktivität und Freizeit durchführen zu können (Projektgruppe - Berufsprofil-DVE, 5/2003). Eine Betätigung setzt sich aus einer Kette von bedeutungsvollen Aktivitäten zusammen, deren spezifische Zusammensetzung (Aktivitätsmuster) einen individuellen Handlungsstrang ergibt. Eine Betätigung verfolgt einen individuellen Sinn, weist einen Bedeutungsinhalt auf und zeigt eine kulturelle Wiedererkennbarkeit. Sie ist durch eine wiederholte Ausführung gekennzeichnet (Fischer, 2002, S. 27). In der Ergotherapie geht es nicht darum, isolierte Funktionen herzustellen, sondern vielmehr dem Menschen Möglichkeiten aufzuzeigen, wie er in der Gesellschaft die von ihm angestrebten Rollen ausfüllen, die von ihm gewünschten Betätigungen wieder ausführen oder sich an veränderte Lebenssituationen anpassen kann (Reilly, zit. n. Götsch, 1999, S. 51).

Letztendlich ist das Hauptziel der Ergotherapie somit, die vom Klienten gewünschte Partizipation, d.h. die Teilnahme am gesellschaftlichen Leben, zu entwickeln, wiederherzustellen oder zu erhalten.

1.2 Neue Inhalte der ergotherapeutischen Befunderhebung

Der Begriff Befunderhebung, auch Evaluationsprozess genannt, beschreibt den Prozess der Aufnahme und Interpretation von Daten, die zur Behandlungsplanung notwendig sind.

Eine zielgerichtete Therapie ist ohne Befunderhebung unmöglich (Opacich, zit. n. Christiansen und Offenbacher, 1991, S. 106). Im Folgenden werden Kriterien vorgestellt, die eine ergotherapiespezifische Befunderhebung ermöglichen. Das hauptsächliche Interesse der Ergotherapeuten liegt in der Betätigungsfähigkeit von Klienten. Für die Umsetzung einer betätigungsorientierten Befunderhebung bieten sich der klientenzentrierte und Top-Down-Ansatz als geeignete Methoden an.

1.2.1 Betätigungsorientierung

Die ergotherapeutische Vorgehensweise in einer Befunderhebung unterscheidet sich gegenüber der anderer Berufe insofern, als dass Ergotherapeuten die Messverfahren so durchführen und die Ergebnisse so analysieren, dass die Einschränkungen eines Klienten hinsichtlich seiner Partizipation an individuellen Betätigungen bestimmt werden. So kann darauf die Therapie in einem problematischen Bereich der Betätigungsperformanz geplant werden (Hagedorn, 2000, S. 21). Die Betätigungsperformanz wird definiert als das menschliche Verhalten in den drei Bereichen Selbstversorgung, Produktivität und Freizeit, das von der Interaktion der geistigen, physischen, sozio-kulturellen und psychischen Performanzkomponenten (Körperfunktionen) eines Menschen bestimmt und in einem Performanzkontext (Lebenshintergrund, Umwelt) durchgeführt wird (American Occupational Therapy Association, zit. n. Fischer, 2001). Die Zielformulierung, welche sich aus der Befunderhebung ergibt, wird somit auf der Betätigungsebene formuliert. Dies macht die ergotherapeutische Identität deutlich und unterscheidet uns von anderen Berufsgruppen. Um jedoch Ziele auf der Betätigungsebene formulieren zu können, ist es erforderlich, dass die eingesetzten Befunderhebungsverfahren Informationen über die Betätigungsmöglichkeiten des Klienten evaluieren. Des Weiteren ist es für uns Ergotherapeuten wichtig, mehr über das Betätigungsverhalten und dessen beeinflussende Größen zu erfahren. Hierzu bieten uns Praxismodelle wie z.B. das MOHO (Model of Human Occupation), das CMOP (Canadian Model of Occupational Performance) oder das PEOM (Person-Environment-Occupation-Model) die Möglichkeit. Laut Autoren (Law et al., 1996, zit. n. Law und Baum, 2001) des Person-Environment-Occupation-Model ist das Ergebnis der Betätigungsperformanz die Transaktion zwischen der Person, der Umwelt und der Betätigung. Dies bedeutet, dass sich die einzelnen Elemente ständig verändern und sich hierbei gegenseitig beeinflussen. Das Ergebnis der größten Vereinbarkeit (Balance) repräsentiert die optimale Betätigungsperformanz.

Im PEOM wird die Betätigung als eine Anzahl selbst gewählter funktioneller Aktivitäten definiert, an denen sich eine Person im Laufe ihres Lebens beteiligt. Sie dienen der Person als Selbsterhaltung des Selbstausdrucks sowie der Selbsterfüllung und werden innerhalb des Kontextes der individuellen Rollen und vielfältigen Umwelten durchgeführt.

Die Person wird als ein einzigartiges Wesen anerkannt, welches eine Vielzahl von unterschiedlichen Rollen gleichzeitig ausführt. Sie verfügt über eine Anzahl von Performanzkomponenten und Lebenserfahrung, die sich auf die Betätigungsperformanz auswirken. Durch ein Repertoire von erlernten und angeborenen Fähigkeiten ist es einer Person möglich, sich zu betätigen.

Die Umwelt ist so definiert, dass sie im weitesten Sinne die kulturellen, sozioökonomischen, institutionellen, physikalischen und sozialen Betrachtungsweisen beinhaltet. Eine Person betätigt sich in ihrer Umwelt (Law et al., 1996, S. 9-23). Law beschreibt die Umwelt als einen außerhalb des Menschen liegenden Kontext, der aber bei diesem Reaktionen hervorruft. (Law, 1991, zit. n. Sumsion, 2002, S. 27).

Aus der Sicht des PEOM dominiert bei Kindern in den ersten Lebensjahren zum einen die eigene Person, dies beinhaltet das Erlernen von Fähigkeiten, und zum anderen die Umwelt, die es zu erforschen gilt und die dem Kind Unterstützung bietet. Betätigungen entwickelt das Kind erst mit zunehmenden Erfahrungen. Die Entwicklung der Betätigungsperformanz von Kindern erfolgt über zwei Wege. Kinder besitzen einen angeborenen Drang, aktiv zu sein und somit Erfahrungen zu machen. Indem das Kind Aktivitäten zufällig ausprobiert, lernt es mit der Zeit, dass bestimmte Aktivitäten bestimmte Reaktionen hervorrufen. Außerdem sind Kinder sensibel für die Betätigungen von Erwachsenen und versuchen diese nachzuahmen. Durch das Ausprobieren und das Nachahmen entwickelt das Kind im Laufe seiner Entwicklung eine Bedeutung für bestimmte Aktivitäten. Wenn das Kind ein bestimmtes Ergebnis mit einer Aktivität verbindet und somit eine beabsichtigte, zielgerichtete, seinem kulturellen Hintergrund angepasste Aktivität durchführt, spricht man von Betätigung (Humphry, 2002, S. 171f). Betätigungen von Kindern eines Alters gleichen sich, jedoch ist die Art, wie ein Kind etwas tut, individuell verschieden (Case-Smith, 2001, S. 71ff). Das Spiel ist entwicklungsmäßig die früheste Form des Betätigungsverhaltens. Diese Betätigungen sind relativ frei von ernsthaftem Druck oder Anforderungen des Lebens. Im Spiel imitieren Kinder die Anforderungen und Rollen des elterlichen Lebens und üben die Werte, Anschauungssysteme, Normen und Fertigkeiten einer Kultur (Kielhofner, 1997, S. 57). Das Spiel kann dem Freizeitbereich zugeordnet werden, da es ungezwungen ist und Spaß bereitet. Weitere Performanzbereiche von Kindern sind der ADL-Bereich (Activities of Daily Living), zu dem die Kommunikation, Fortbewegung, das Waschen, Anziehen etc. zählen, und der Bereich der Produktivität. Hiermit sind z.B. Betätigungen innerhalb des Kindergartens oder der Schule gemeint, sowie Pflichtaufgaben, die man z.B. im familiären Kontext regelmäßig ausführt (Tisch decken, Zimmer aufräumen etc.).

Bei Kindern gilt die Familie als primäre Umwelt, die Einfluss auf das Betätigungsverhalten des Kindes nimmt. Die Eltern gestalten die Muster von Aktivitäten und das Lernen von Möglichkeiten, welche das Kind im Laufe des Tages zeigt. Die Entscheidungen der Eltern über Spielsachen, verfügbare Spielkameraden und Möglichkeiten zu erforschen befähigen das Kind, neue Bewegungen und Kommunikationsfertigkeiten zu erwerben. Der familiäre sozioökonomische Status beeinflusst z.B. die Art und die Qualität in Kinderhort, Schule, Nachbarschaft etc. Die Umwelt des Kindes verändert sich im Laufe des Lebens und dehnt sich in der Regel immer weiter aus. Zum einen unterstützt sie das Kind, fordert jedoch zum anderen auch Anpassung (Case-Smith, 2001, S. 96).

1.2.2 Klientenzentriertheit

Die beste Möglichkeit, um die Betätigungen bzw. die Problematik zu erörtern, ist klientenzentriert anzusetzen. Nur der Klient selbst kann sagen, ob eine Aktivität für ihn bedeutsam ist und in welchem Maße er unzufrieden ist mit deren Durchführung. Die klientenzentrierte Praxis in der Ergotherapie wird folgendermaßen definiert: Klientenzentrierte Ergotherapie beinhaltet einen durch Partnerschaft zwischen dem Klienten und dem Therapeuten gekennzeichneten Ansatz. Die Betätigungsziele des Klienten haben oberste Priorität. Sie stehen im

Mittelpunkt der Befunderhebung und der Therapie. Der Therapeut ermittelt in einem Gespräch mit dem Klienten dessen Bedürfnisse, respektiert dessen Maßstäbe und stimmt die Therapie darauf ab. In der Planung von Behandlungszielen ist der Klient ein aktiver Teilnehmer. Gegebenenfalls wird er durch Training und Unterweisung dazu befähigt, Entscheidungen zu treffen. Der Therapeut und der Klient arbeiten zusammen an den ermittelten Schwierigkeiten, damit der Klient seine Rollenerwartungen erfüllen kann (Sumsion, 2002, S. 6).

Beginnt die Befunderhebung mit dem Fokus auf den Bedürfnissen des Klienten und der Ermittlung dessen Rollen und der Umwelt, in der er lebt, erkennen die Therapeuten Werte und Ziele, die der Klient in den Ergotherapieprozess einbringt (Law, 1995, S. 43).

Die Klientenzentriertheit in der Pädiatrie ist nur umsetzbar, wenn man das Kind und seine direkten Bezugspersonen als Einheit anerkennt. Demnach ist unter einem 'Klienten' nicht nur der direkte Empfänger der ergotherapeutischen Behandlung gemeint, sondern auch Bezugspersonen (z.B. Familienangehörige), die für den Klienten sprechen können, oder Institutionen, die für die Betätigungsprobleme des Klienten zuständig sind (CAOT, 1997, zit. n. Sumsion, 2002, S. 36). Dies können bei einem Kind z.B. die Eltern oder die Schule sein. Es ist im Fall von Kindern notwendig, ein klientenzentriertes Assessment sowohl mit dem Kind (wenn möglich) als auch mit den Eltern durchzuführen. Zum einen, da die Eltern Verantwortung für das Kind haben und Konsequenzen der Entscheidungen eines Kindes mittragen. Zum anderen aber auch, um die verschiedenen Vorstellungen und Wünsche des Kindes und seines sozialen Umfelds aufzudecken und in einem gemeinsamen Gespräch zu verhandeln, welche Ziele in der begrenzten Behandlungszeit Priorität haben sollen. Eine ausführliche Erhebung der Vorgeschichte ist von großer Bedeutung. Je mehr der Therapeut von dem Kind weiß, desto besser kann er auf die Wünsche des Kindes eingehen. Außerdem ist es hilfreich, dass der Therapeut von engen Bezugspersonen diese Hintergrundinformationen erfragt (Sumsion, 2002, S. 63).

1.2.3 Top-Down-Ansatz

Bei der Anwendung eines Top-Down-Ansatzes beginnt die Befunderhebung mit der Betrachtung der Partizipationsprobleme des Klienten, d.h. welche Betätigungen kann er in bestimmten Performanzbereichen (ADL, Produktivität, Freizeit, soziale Partizipation) nicht für sich zufrieden stellend ausführen. Daraufhin untersucht die Ergotherapeutin mögliche Ursachen für die Partizipationsprobleme. Im nächsten Schritt formuliert der Klient zusammen mit der Ergotherapeutin die Behandlungsziele für einen bestimmten Zeitraum. Für die Therapie werden von der Ergotherapeutin geeignete Therapiekonzepte ausgewählt. Am Ende des abgesprochenen Zeitraumes wird überprüft, ob die formulierten Ziele erreicht sind und die gewünschte Partizipation möglich ist (Romein, 2003). Dieser Ansatz macht dem Klienten die Absicht der ergotherapeutischen Behandlung deutlich, da er direkt auf der Partizipationsebene beginnt und betätigungsorientiert vorgegangen wird. Somit wird dem Klienten der Zusammenhang zwischen seinen Partizipationsproblemen und der darauf folgenden Behandlung transparent (Trombly, 1993). Abbildung 10 veranschaulicht diese Vorgehensweise.

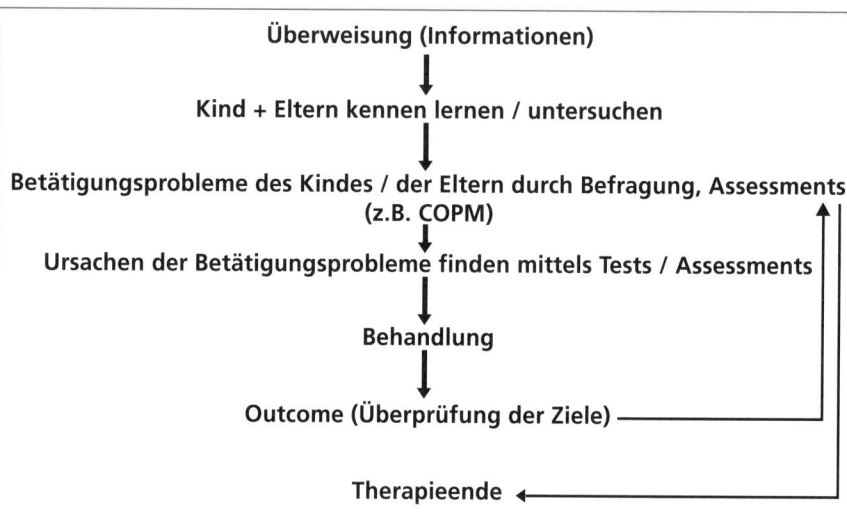

1. Überweisung (mit evtl. Vorinformationen, Arztbriefe etc.)
2. Die Ergotherapeutin lernt das Kind und die Eltern kennen
3. Die Betätigungsprobleme des Kindes werden durch Befragung oder Assessments ermittelt
4. Die Ursachen der Betätigungsprobleme werden gesucht (beim Kind selber und/oder im Umfeld)
5. Die ergotherapeutischen Behandlungsziele werden mit dem Kind/mit den Eltern formuliert
6. Die Behandlung findet über einen bestimmten Zeitrahmen statt
7. Die Ergebnisse werden am Ende dieses Zeitrahmens überprüft
8. Wenn die Ziele erreicht sind, wird die Therapie beendet oder neue Ziele werden formuliert. Wenn die Ziele nicht erreicht worden sind, wird nach den Ursachen gesucht und die Ziele werden dementsprechend geändert. Wenn Ziele nicht erreichbar sind, entdeckt man dies aber meistens schon während der Behandlung, so dass man schon da die Therapieziele dementsprechend ändert.

Abbildung 10: Top-Down-Ansatz in der ergotherapeutischen Befunderhebung

Ein Beispiel für einen Top-Down-Ansatz: Eine Mutter kommt mit ihrem Kind mittels einer Überweisung des Arztes zur Ergotherapie. Über Schwierigkeiten ihres Kindes in den Körperfunktionen Gleichgewicht, Hand-Auge-Koordination und Tonusregulation, wie es auf dem Rezept steht, weiß sie wenig Bescheid. Mit Hilfe des COPM (Canadian Occupational Performance Measure) erhält die Ergotherapeutin Informationen von der Mutter und dem Kind über die Partizipationsprobleme des Kindes. Die Mutter beschreibt, dass ihr Kind im Vergleich zu anderen Kindern Schwierigkeiten beim Fußballspielen und beim Schreiben hat. Das Kind erzählt, dass es häufig hinfällt, selten ein Tor trifft und Schreiben in der Gruppe nicht mag. Dabei würde es gerne in einem Verein spielen und in der Schule beim Schreiben nicht so auffallen. Als nächsten Schritt analysiert die Ergotherapeutin die Betätigungen Fußballspielen und Schreiben. Es ist möglich, dass die Ursache in den Performanzkomponenten liegt (Gleichgewicht, Tonus, Reaktionsgeschwindigkeit), es kann jedoch ebenfalls sein, dass die Umwelt das Kind in seiner Betätigungsausführung hindert (überängstliche Mutter, wenig Möglichkeiten beim Haus, um Fußball mit den Nachbarskindern zu spielen). Die Therapeutin formuliert gemeinsam mit dem Kind und mit der Mutter Therapieziele. Sie entscheiden sich für die Ziele: „Das Kind spielt innerhalb von 6 Monaten im lokalen Fußballverein" und „beim Schreiben während des Unterrichts fällt K. nicht mehr auf". Nach einem halben Jahr Therapie wird das COPM nochmals durchgeführt und überprüft, inwiefern die Ziele erreicht sind und wie zufrieden das Kind und seine Mutter mit dem bisherigen Ergebnis sind. Abhängig von weiteren Betätigungsproblemen werden neue Therapieziele gesetzt oder die Therapie erfolgreich beendet.

1.3 Vergleich zwischen traditionellen Befundsystemen und Systemen mit Top-Down-Ansatz

In Tabelle 1 wird ein Vergleich zwischen traditionellen ergotherapeutischen Befundsystemen und einem System, angelehnt an einen Top-Down-Ansatz, durchgeführt. Eine schematische Darstellung des Therapieprozesses verdeutlicht die unterschiedlichen Ansätze. Die Unterschiede sind ziemlich schwarz-weiß dargestellt, obwohl uns bewusst ist, dass viele Therapeuten im Moment Mischformen benutzen. Die meisten Ergotherapeuten fragen im Erstgespräch häufig nach Alltagsproblemen, aber danach folgt fast immer eine globale Untersuchung/ Beobachtung von Items auf Körperfunktionsebene (siehe B4.1.1 für Erklärung Körperfunktionen). Diese Art zu arbeiten – Alltagsprobleme identifizieren und dann Körperfunktionen untersuchen und behandeln – zeigt deutliche Elemente von **Bottom-Up**. Hier wird angenommen, dass die Behandlung von Körperfunktionen bestimmte Alltagsprobleme lösen wird, ohne dass hierbei die Komplexität von Alltagproblemen berücksichtigt wird. Die Resultate der

ergotherapeutischen Intervention können dann eine Verbesserung in Körperfunktionstests (DTVP-2, gezielte Beobachtungen etc.) zeigen, ohne dass sich im Alltag des Kindes und der Familie irgendetwas positiv ändert.
Die Ergebnisse der ergotherapeutischen Intervention werden vor allem von der Ergotherapeutin selbst gemessen und an die Eltern oder das Kind vermittelt. Hierbei bestimmt die Ergotherapeutin zum größten Teil, was für das Kind und seine Familie wichtig ist. Das Kind und seine Familie sind in diesem Prozess eher passiv und konsumierend.

Top-Down-Befundsysteme basieren auf klientenzentrierten Methoden. In der Ergotherapie wird dies sichtbar durch einen Fokus auf bedeutungsvolle Handlungen (oder Betätigungen), die das Kind und seine Eltern selbst benennen. Partizipationsprobleme (siehe B4.1.1 für Erklärung Partizipation) können nur vom Klienten selbst identifiziert werden, die Therapeutin sucht dann nach Ursachen für diese Probleme. Statt einer globalen Untersuchung aller möglichen Bereiche werden nur die Bereiche untersucht, die in Zusammenhang mit den vom Klienten erwähnten Betätigungsproblemen stehen. Das Kind und seine Eltern nehmen aktiv am Behandlungsprozess teil, sie übernehmen Verantwortung für Veränderungsprozesse, die Motivation und Zufriedenheit steigt bei den meisten Kindern und Eltern.
Die Ergebnisse der ergotherapeutischen Interventionen werden gemessen auf Partizipationsebene. Am deutlichsten wird dies umgesetzt, wenn die Klienten ihre Betätigungsziele selbst formulieren mit Hilfe der Ergotherapeutin.

In Schritt 1.A werden einige Befundinstrumente erwähnt, die in Deutschland noch nicht allgemein bekannt sind, die aber für die pädiatrische Ergotherapie sehr wichtig sind. Sie sind entwickelt worden für kindliche Alltagsbereiche wie Spiel, Schule und ADL oder beurteilen Basisfähigkeiten während bedeutungsvoller Handlungen. Eine offizielle Übersetzung und Validierung von diesen und ähnlichen Verfahren für den deutschen Sprachraum ist dringend notwendig.

In Schritt 2 sind Ziele aufgelistet worden, die Ellen Romein im Rahmen ihres Projektes im Studiengang zum European Master of Science in Occupational Therapy durchführte. Verschiedene Ergotherapeutinnen aus Kliniken und Praxen haben ihre formulierten ergotherapeutischen Therapieziele abgegeben, die dann mit niederländischen Therapiezielen verglichen wurden. Auf der rechten Seite stehen keine niederländischen Ziele, aber Therapieziele, wie sie im Behandlungszentrum Vogtareuth von den Kindern und Eltern in Zusammenarbeit mit Ellen Romein formuliert wurden.

Schritt 3 beschreibt die Wahl der Therapiemethoden, nachdem die Therapieziele formuliert wurden. Dass die Wahl der Therapiemethode im traditionellen

Therapieprozess oft schon viel früher gemacht wird, ist uns klar. Manchmal basiert der ganze Befund auf einer bestimmten Therapiemethode, in der Pädiatrie z.B. die Methode der Sensorischen Integration. Die Therapiemethoden im traditionellen Therapieprozess sind entnommen aus dem Curriculum der Lehrpläne für die Berufsfachschule für Ergotherapie, 1.-3. Schuljahr. Für die Top-Down-Darstellung ist eine etwas andere Einteilung benutzt worden, nämlich theoretische Richtlinien als Basis für die Praxis der pädiatrischen Ergotherapie. Diese – amerikanischen – Richtlinien sind im deutschen Sprachraum zum Teil unbekannt, geben uns aber eine Idee, wie so was aussehen könnte.

Das Erreichen von Therapiezielen ist nur möglich, wenn die Ziele so formuliert wurden, dass sie erreichbar und überprüfbar sind. Das Ziel „Feinmotorik verbessern" könnte man eigentlich jahrelang verfolgen, da nicht formuliert wurde, *wie* gut die Feinmotorik werden sollte. Ziele wie „Mit der Schere schneiden" oder „Computer mit der Maus bedienen" sind überprüfbar und zeigen, dass Feinmotorik in für das Kind bedeutungsvolle Handlungen umformuliert werden kann. Es macht auch deutlich, dass für eine komplexere Handlung mehr nötig ist als Feinmotorik allein. Visuelle Wahrnehmung, Auge-Hand-Koordination, Konzentration, Kognition, Ausdauer, Sitzposition, ein positives Umfeld, geeignete Schere, Papier, Computer und Maus etc. beeinflussen das Schneiden und die Mausbedienung. Eine wichtige Konsequenz bei der Formulierung von erreichbaren und überprüfbaren Therapiezielen ist auch, dass man mit der Therapie aufhören kann, wenn das Kind mit der Schere schneidet oder den Computer mit der Maus bedienen kann. Außer wenn neue Handlungsziele formuliert werden, kann man ohne Bedenken mit der „Verbesserung der Feinmotorik" aufhören.

Traditionelles (Bottom-Up) Befundsystem und Therapieprozess	Befundsystem und Therapieprozess angelehnt an Top-Down-Theorien
\multicolumn{2}{c}{Überweisung}	
\multicolumn{2}{c}{Kind und Eltern kennen lernen, Anamnese, Arztbriefe, Entwicklungsgeschichte}	
Schritt 1: Ergotherapeutin untersucht hauptsächlich Körperfunktionen und evtl. Entwicklungsstand, z.B.: - Tonus - Wahrnehmung - Kognition - Handfunktion - Gleichgewicht - Aufmerksamkeit, Gedächtnis, Konzentration - Schlucken Tests wie der DTVP-2, SIPT, Gezielte Beobachtungen, MOT, KTK usw. werden eingesetzt. Manchmal werden auch Aktivitäten und Partizipation erfasst, die aber nicht immer kontextbezogen sind, z.B.: - Schreibfähigkeiten - Selbstständigkeit (Wee-FIM) - Sitzen - Fußball spielen	**Schritt 1:** Kind und/oder Eltern formulieren Partizipationsprobleme mittels COPM, COSA oder andere Methoden, z.B.: - Mutter hat Probleme bei der täglichen Versorgung ihres Kindes mit einer schweren Behinderung - Essen geben ist schwierig - Spazieren gehen mit dem Kind ist nicht möglich - Einkaufen gehen mit dem Kind ist sehr belastend für die Mutter - Schreiben in der Schule klappt nicht, sagt der Lehrer - Fußball spielen mit Freunden gelingt nicht mehr - Das Kind lernt nicht Fahrrad fahren wie die anderen Kinder - Kind kann nach dem Unfall noch nicht in alte Schule zurück - Kommunikation mit dem Kind gelingt nicht über die Sprache - Computer bedienen mit der Maus geht nicht - Das Kind kann nicht mehr mit seinem Hund Gassi gehen - Das Kind (mit schwerer Behinderung) möchte im Haushalt mithelfen Diese Partizipationsprobleme können in die kindlichen Handlungsbereiche Spiel, Schule, ADL und soziale Partizipation eingeteilt werden.

Schritt 1.A:
Die Ergotherapeutin untersucht die möglichen Ursachen der formulierten Partizipationsprobleme, z.B.:
- **Aktivitäten** wie in der Schule funktionieren, Anziehen, Spielen; mittels Testverfahren wie Assessment of Motor and Process Skills (AMPS), Functional Independence Measure for Children (Wee-FIM), Remissionsprofil für Kinder nach erworbenen Hirnschädigungen (Remi-Pro), Test of Playfulness (TOP), School Function Assessment (SFA)
- **Körperfunktionen** wie Tonus, Schlucken, Wahrnehmung, Handfunktion, Verhalten, Aufmerksamkeit, Kognition, Interaktionsverhalten mittels Befragungen, Beobachtungen und Testverfahren wie DTVP-2, SIPT, gezielte Beobachtungen, MOT, KTK, SON-R 2 $1/2$-7 usw.
- **Kontextsituationen** wie Schulsituation, häusliches Umfeld, Hilfsmittel, wie geht die Mutter mit dem Kind um, welche Rollen hat das Kind
- **Entwicklungsstand**: MFED, Griffiths, ET6-6

Schritt 2:
Die Ergotherapeutin formuliert die Behandlungsziele, hauptsächlich aufgrund von eigenem Fachwissen und eigener Erfahrung*, z.B.:
- Tonusregulation
- Schlucktherapie
- Desensibilisierung
- Lagern, Sitzpositionen erarbeiten
- Wahrnehmung fördern (Körper-, visuelle, auditive Wahrnehmung)

Schritt 2:
Das Kind und die Eltern formulieren Behandlungsziele zusammen mit der Ergotherapeutin für einen bestimmten Zeitrahmen, z.B.:
- Die Mutter kann innerhalb von 2 Monaten das Kind eigenständig füttern
- Das Kind kann innerhalb von 2 Wochen im Zimmer ohne Hilfsmittel gehen

---

* Basiert auf einer Befragung einiger deutscher pädiatrischer Kliniken und Praxen im Jahr 2002 im Rahmen des Studiums (European Master of Science in Occupational Therapy)

- Kognition verbessern (Farben lernen, Problemlösung, Aufmerksamkeit usw.)
- Kommunikation anbahnen
- Handfunktion verbessern (Feinmotorik, Hand-Hand-Koordination usw.)
- Sensibilitätstraining
- Selbsthilfetraining (Anziehen, Essen, Fortbewegung usw.)
- Einschulung
- Rollstuhl fahren
- Malentwicklung fördern
- Anleitung der Eltern
- Schreiben (Graphomotorik, Feinmotorik, Stifthaltung usw.)
- Hilfsmittel überprüfen

- Das Kind kann sich innerhalb von 4 Wochen einige Meter über den Boden fortbewegen
- Das Kind kann innerhalb von 6 Monaten einen Computer bedienen und damit Vorschulspiele bewältigen
- Das Kind kann lesen und rechnen lernen
- Das Kind kann zurück in seine alte Klasse
- Das Kind kann 15 Minuten alleine spielen
- Das Kind kann innerhalb von 4 Monaten Fußball spielen mit Freunden
- Die Mutter und das Kind haben innerhalb von 3 Wochen eine Strategie erlernt, wie das Kind beim Anziehen und Essen mehr übernehmen kann
- Das Kind kann innerhalb von 6 Monaten mit einem Hilfsmittel zu Hause und in der Schule kommunizieren
- Das Kind kann 30 Minuten beim Essen am Tisch sitzen
- Das Kind kann sich innerhalb von einer Woche merken, wo seine Sachen in der Schule sind
- Das Kind kann 5 Minuten einer Geschichte zuhören
- Das Kind kann innerhalb von 4 Wochen mit einer Schere schneiden
- Das Kind kann in einer Kleingruppe mit anderen Kindern spielen

Schritt 3:
Die Ergotherapeutin wählt geeignete Therapieverfahren**:
- motorisch-funktionell: Koordinationstraining, Sensibilitätstraining, Schienen
- neurophysiologisch: SI, Affolter, Bobath, Castillo-Moralis, Kay Coombs (FOT), Perfetti, PNF
- neuropsychologisch
- psycho-sozial
- adaptierende Verfahren: Arbeitsplatz-, Wohnungsanpassungen, Hilfsmittel
- Entwicklungsförderung

Schritt 3:
Die Ergotherapeutin wählt geeignete pädiatrische theoretische Richtlinien***
- Neurophysiologische Konzepte: Bobath, Affolter, PNF, Perfetti, Castillo-Moralis, Kay Coombs (FOT)
- SI-Konzepte
- Visuelle und auditive Wahrnehmungskonzepte
- Biomechanische Konzepte inkl. normale Entwicklung (auch in Bezug auf Kinder mit motorischen Behinderungen)
- Psychosoziale Konzepte (Interaktion, Eltern-Kind Beziehung, Spiel)
- Lerntheorien für Alltagsfähigkeiten
- Motorische Lerntheorien (Bewegungswissenschaften)
- Alltagsbewältigungskonzepte
- Kindliche Betätigungskonzepte

Therapiedurchführung

Schritt 4:
Therapie-Ergebnisse können auf allen Ebenen formuliert und gemessen werden (Körperfunktion, Aktivitäten, Partizipation)
Körperfunktion z.B.:
- Tonusregulation
- Schlucken
- Desensibilisierung
- Sensibilität
- Wahrnehmung (Körper-, visuelle -, auditive Wahrnehmung)
- Kognition (Farben lernen, Problemlösung, Aufmerksamkeit usw.)

Schritt 4:
Therapie-Ergebnisse werden immer auf Partizipationsniveau gemessen am Ende des abgesprochenen Zeitrahmens, indem man die Ziele von Kind und Eltern überprüft. Das COPM und COSA können wiederholt werden.
- Die Mutter kann das Kind zufrieden stellend füttern
- Das Kind kann im Zimmer ohne Hilfsmittel gehen
- Das Kind kann sich einige Meter über den Boden fortbewegen
- Das Kind kann einen Computer bedienen und Vorschulspiele spielen

---

** Basiert auf Lehrplänen für die Berufsfachschule für Ergotherapie 1.-3. Schuljahr. Bayerisches Staatsministerium für Unterricht und Kultus, München, Mai 2001.
*** Basiert auf Frames Of Reference For Pediatric Occupational Therapy, Second Edition. Paula Kramer & Jim Hinojosa. 1999. Lippincott Williams & Wilkins.

Aktivitäten z.B.:
- Kommunikation
- Handfunktion (Feinmotorik, Hand-Hand-Koordination usw.)
- Lagern, Sitzpositionen
- Selbsthilfe (Anziehen, Essen, Fortbewegung usw.)
- Schreiben

Partizipation z.B.:
- Einschulung
- Rollstuhl fahren
- Anleitung der Eltern
- Hilfsmittel

Entwicklung z.B.:
- Malentwicklung Tests wie der DTVP-2, SIPT, gezielte Beobachtungen, MOT, KTK, können wiederholt und als Messung der Ergebnisse eingesetzt werden

Entlassung abhängig von verschiedenen Faktoren, nicht immer, wenn die Therapieziele erreicht sind

- Das Kind kann lesen und rechnen lernen
- Das Kind kann zurück in seine alte Klasse
- Das Kind kann 15 Minuten alleine spielen
- Das Kind kann Fußball spielen mit Freunden
- Die Mutter und das Kind haben eine Strategie gelernt, wie das Kind mehr beim Anziehen und Essen übernehmen kann
- Das Kind kann mit Hilfsmittel zu Hause und in der Schule kommunizieren
- Das Kind kann 30 Minuten beim Essen am Tisch sitzen
- Das Kind kann sich merken, wo seine Sachen in der Schule sind
- Das Kind kann 5 Minuten einer Geschichte zuhören
- Das Kind kann mit einer Schere schneiden
- Das Kind kann in einer Kleingruppe mit anderen Kindern spielen
- Das Kind kann mit seinem Hund Gassi gehen

Wenn gewünscht, können auch andere Testverfahren wiederholt werden, die in Schritt 1.A angewendet wurden, für die eigene Dokumentation oder für wissenschaftliche Zwecke.
Die Therapieziele sollten in den angegebenen Zeitrahmen erreicht werden.

Tabelle 1
Vergleich zwischen traditionellen Befundsystemen und Therapieprozessen und Befundsystemen und Therapieprozessen mit Top-Down-Ansatz.
Von: Ellen Romein, 2003, basiert auf einem Vortrag auf dem Ergotherapiekongress 2003 in Kassel: Ergotherapie in der Neurologischen Kinderrehabilitation – neue Entwicklungen in der Ergotherapie

2 Erläuterung der grafischen Darstellung „Topfpflanze"

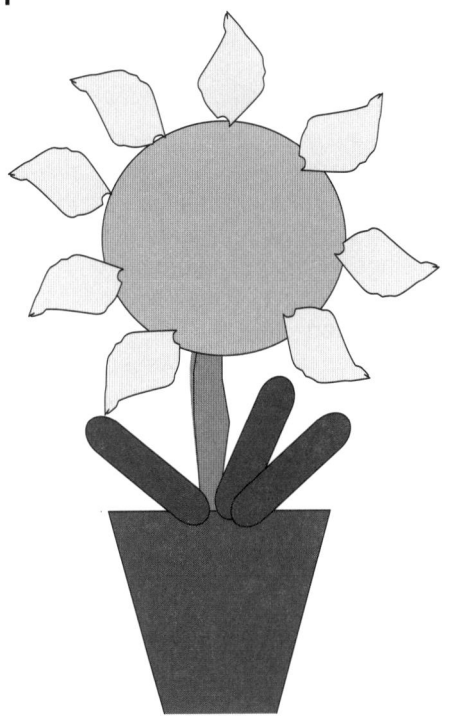

 Blumentopf: Umwelt / Kontext

 Blätter: Basisfähigkeiten (motorisch, kognitiv, kommunikativ)

 Stiel: kindliche Entwicklung

 Blütenblätter: Performanzkomponenten
(Körperfunktion, Handfunktion, Psychosoziale Faktoren,...)

 Die Blüte: Performanzbereiche
(ADL, Schule, Spiel und soziale Partizipation)

Die grafische Darstellung in Form einer „Topfpflanze" soll zur Veranschaulichung der zu betrachtenden Bereiche in der ergotherapeutischen Befunderhebung dienen.

Der Blumentopf: Die Umwelt

Eine Person betätigt sich in ihrer materiellen und sozialen Umwelt. Sie nimmt einen entscheidenden Einfluss auf die Betätigungsperformanz einer Person. Die Pflanze erhält durch den Blumenkübel seine Nährstoffe, also die Voraussetzungen/Bedingungen für die Handlungsfähigkeit einer Person.
Testverfahren: Hier sind noch keine Assessments entwickelt worden, die im deutschsprachigen Raum eingesetzt werden können.

Die Blätter: Die Basisfähigkeiten

Hiermit sind komplexe Funktionen wie Gehen, Stehen, Greifen im Kontext gemeint. Dies bedeutet, dass z.b. das Greifen in diesem Zusammenhang nicht als selektive Funktion verstanden wird, sondern eine Basisfunktion innerhalb einer bestimmten Handlung, z.B. das Greifen während des Essens, darstellt. Sie lassen sich in prozesshafte, motorische und kommunikative Fähigkeiten unterteilen.
Testverfahren: Hier lassen sich z.B. das AMPS (Assessment of Motor and Process Skills) und das ACIS (Assessment of Communication and Interaction Skills) einsetzen.
AMPS ist ein beobachtendes Instrument zur Befunderhebung, das die Qualität der individuellen Performanz der vom Patienten ausgewählten und für den Patienten bedeutsamen Betätigungen misst (Hocking, 2001, S. 465f).
Das ACIS (Assessment of Communication and Interaction Skills) ist ein Beobachtungsinstrument, das Daten sammelt, die sich auf diejenigen Fähigkeiten beziehen, welche Menschen zeigen, wenn sie mit anderen bei einer Handlung kommunizieren und interagieren.

Der Stiel: Die kindliche Entwicklung

In der pädiatrischen Arbeit nimmt die Entwicklung eine gesonderte Stellung ein, da die kindliche Entwicklung oft (aber nicht immer) eine Voraussetzung für die kindliche Handlungsfähigkeit ist. Die Entwicklung lässt sich sowohl an Performanzkomponenten als auch an Basisfähigkeiten und an Performanzbereichen messen, abhängig vom eingesetzten Testverfahren. Im Schaubild ist sie als Stil dargestellt, als Symbol für das „Heranwachsen weiterer Fähigkeiten".
Testverfahren: Ein neues Messverfahren, welches die Entwicklungsdiagnostik anspricht ist z.B. der ET 6-6 (siehe Liste der empfehlenswerten Verfahren).

Die Blüte: Die Performanzbereiche

Hierunter werden Kategorien menschlicher Betätigungen verstanden, die ty-

pisch für den Alltag einer Person sind. Sie lassen sich in folgende Alltagsbereiche einteilen:
- Aktivitäten des täglichen Lebens (z.B. Anziehen, Waschen, Einkaufen, Fortbewegen, Kommunikation)
- Produktivität (Schule, Arbeit, Pflichtaufgaben)
- Freizeit/Spiel (alle spontanen und organisierten Aktivitäten, die Spaß machen und/oder entspannen)
- Soziale Partizipation (Familie, Freunde, Teilnahme an der Gesellschaft, d.h. dass eine Person abhängig von ihren Rollen an sozialen Aktivitäten innerhalb einer Gesellschaft teilnimmt)

In diesen Bereichen werden verschiedenste Betätigungen durchgeführt. (Occupational Therapy Practice Framework: Domain and Process. American Journal of Occupational Therapy, 2002, 56, 609-639)

Testverfahren: Für die Ermittlung von Informationen zu den Handlungsbereichen bieten sich z.B. das COPM (Canadian Occupational Performance Measure, siehe Liste der Fragebogen), das SFA (School Function Assessment, weitere Informationen bei Coster, 1998), der TOP (Test of Playfulness, weitere Informationen bei Bundy, 1997) und das COSA (Children's Occupational Self Assessment, siehe Liste der Fragebogen) an. Im COPM wird die Durchführung von Betätigungen in den Handlungsbereichen und deren Veränderungen anhand eines typischen Tagesablaufes durch den Klienten beschrieben und bewertet. Im SFA wird die Frage verfolgt, inwiefern das Kind in der Lage ist, mit Hilfe von Betätigungsmustern sich im Performanzbereich Schule einzufügen und dieses zur eigenen Zufriedenheit und entsprechend der Erwartungen des ihn umgebenden sozialen Umfeldes zu tun. Der TOP ermittelt das spielerische Verhalten von Kindern. Im COSA führt das Kind eine Selbsteinschätzung bezüglich seines Betätigungsverhaltens durch.

Die Blütenblätter: Die Performanzkomponenten
Gemeint sind die physiologischen Funktionen von Körpersystemen einschließlich der psychologischen Funktionen. Sie lassen sich in die Kategorien psychosoziale Faktoren, Kognition, Wahrnehmung, Handfunktionen und Körperfunktionen unterteilen.

Testverfahren: Als Beispiel misst der DTVP-2 (Developmental Test of Visual Perception, siehe Liste der empfehlenswerten Verfahren) die visuelle Wahrnehmung. Im MOT (Motorik-Test, siehe empfehlenswerte Verfahren) werden die motorischen Fähigkeiten wie Koordination, feinmotorische Geschicklichkeit und Reaktionsfähigkeit ermittelt. Der ZAREKI (Zahlenverarbeitung und Rechnen bei Kindern, siehe Liste der empfehlenswerten Verfahren) betrachtet die mentale Repräsentanz von Zahlen.

3 Diskussion

Die in dieser Studie gesammelten Messverfahren sprechen überwiegend die Körperfunktionen an. Das Schaubild (Topfpflanze) zeigt aber sehr offensichtlich, dass die Körperfunktionen nur einen Teil der ergotherapeutischen Befunderhebung ausmachen: die Blütenblätter. Um den Klienten ganzheitlich zu erfassen und seine Partizipationsfähigkeit zu ermitteln, ist es notwendig, auch Messverfahren, welche die anderen Bereiche evaluieren, in der Befundung einzusetzen.

Wo liegt der Schwerpunkt in der neuen ergotherapeutischen Befunderhebung? Wie oben beschrieben, ist der aktuelle Fokus der Ergotherapie die Ermöglichung der Partizipation einer Person an individuell bedeutungsvollen Betätigungen. Dies ist nur möglich mit der Verwendung eines klientenzentrierten und betätigungsorientierten Top-Down-Ansatzes. Der Fokus wird primär auf die Performanzbereiche und die Umwelt gelegt. Die Performanzkomponenten und Basisfähigkeiten werden in Bezug auf die Betätigungsziele gesehen. Wissen über die kindliche Entwicklung in der Ergotherapie ist wichtig, jedoch stellt die Verbesserung der Entwicklung kein ergotherapeutisches Ziel nach dem beschriebenen Grundverständnis dar. Es handelt sich hierbei nicht um individuell bedeutungsvolle Betätigungen. Dennoch wurde die Entwicklung als ein Bereich aufgeführt, da sie zur Entwicklungseinschätzung des Kindes als eine Hintergrundinformation hilfreich sein kann. Um die Performanzbereiche von Kindern ins Zentrum der ergotherapeutischen Befundsysteme zu stellen, bedarf es eines Paradigmenwechsels in der Ergotherapie. Um diesen Paradigmenwechsel durchzuführen, sind neue Lehrinhalte in den Ergotherapieschulen, angemessene Fortbildungen für Ergotherapeuten, Publikationen und Erfahrungsberichte über dieses Thema und ein reger Austausch unter Kollegen notwendig.

Die Befunderhebung hat zum Ziel, dass eine fundierte und zielgerichtete Therapie folgen sowie ein Wirksamkeitsnachweis professionell dargestellt werden kann. Es bedarf noch weiterer Entwicklungen, wie man die Kriterien Betätigungsorientierung, Klientenzentrierung und die Verwendung eines Top-Down-Ansatzes in ergotherapeutische Befundsysteme integrieren kann.

4 Professionalisierung

In den vorangegangenen Abschnitten (B1 - B3) haben wir die Bedeutung der Handlungsbereiche für die ergotherapeutische Befunderhebung hervorgehoben. Es ist u.a. dargestellt worden, inwieweit die Handlungsbereiche in den gängigen pädiatrischen Befundinstrumenten berücksichtigt werden.

Welche Bestrebungen zur Professionalisierung gab bzw. gibt es hier in der Ergotherapie? Einige Aspekte des Professionalisierungsprozesses der letzten Jahre werden hier beleuchtet, so weit sie das Tätigkeitsfeld der Ergotherapie mit Kindern berühren können.

Im Kapitel 4.1 wird gefragt nach der
▪ Absicherung als Berufsgruppe im Gesundheitswesen.
Die Kenntnis über die besonderen Herausforderungen, denen sich die Berufsgruppe stellt und anpasst, soll zum Verständnis für die aktuellen Probleme und Gefährdungen beitragen.
Als neue Entwicklung wird die Klassifikation der Weltgesundheitsorganisation (WHO) vorgestellt, die der ergotherapeutischen Sichtweise von Behinderung und Gesundheit sehr nahe liegt und in den ergotherapeutischen Prozess als Systematik aufgenommen werden kann.

In der jüngeren Geschichte, in den neunziger Jahren, begann ein Entwicklungsprozess, der auf verschiedenen Ebenen sichtbar wurde. Veränderungen in der Gesundheitspolitik und die Folgen der deutschen Einheit verstärkten berufspolitische und berufsinhaltliche Prozesse. Es setzte eine wertvolle Reflexion pragmatischen Handelns und eine verstärkte Theoriebildung ein, die der deutschen Ergotherapie zu einer Systematisierung und Fundierung verhilft. Wie die aktuellen Gesetzesänderungen von unserer Berufsvertretung beeinflusst wurden und welche Auswirkungen in den Arbeitsbereichen Klinik und Praxen erfolgen, wird hier zusammengetragen.

Das Kapitel 4.2 thematisiert die
▪ Berufsentwicklung
Zunächst werden allgemein gültig die Phasen, in denen sich ein Beruf bildet und formiert, benannt und die deutsche Ergotherapie in dieses Modell eingestuft.
Es folgt ein Überblick über die erst 50-jährige deutsche Berufsgeschichte der deutschen Ergotherapie mit ihren spezifischen vielfältigen Ausdifferenzierungen und der Suche nach einem aktuellen Berufsprofil (Definition von „Ergotherapie"). Mit der Frage: „Wie haben sich speziell die pädiatrischen Befundinstrumente weiterentwickelt?" endet dieser Teil.

In Kapitel 4.3 kommt die
▪ Anhebung des Ausbildungsniveaus
im Bereich Berufsfachschule und der Studiengänge zur Sprache. Hier gibt es rasante Entwicklungen, wobei die Tätigkeitsfelder in Deutschland für akademische Absolventen bisher finanziell wenig lukrativ sind.

Im Abschnitt 4.4 wird ein
▪ Resümee
der Professionalisierungsbestrebungen gezogen.

4.1 Sicherung der Berufsgruppe Ergotherapie im Gesundheitssystem

4.1.1 Entwicklungen im Gesundheitssystem: Das Konzept der ICF[1]

Die Weltgesundheitsorganisation (WHO) entwickelte mit der *Internationalen Klassifikation der Funktionsfähigkeit, Behinderung und Gesundheit* (ICF-International Classification of Function, Disability and Health) nach einem bio-psycho-sozialen Modell ein Konzept zur funktionalen Gesundheit. Sie berücksichtigt den gesamten Lebenshintergrund der betroffenen Menschen.

Ziel der ICF ist
- die Bildung einer einheitlichen Sprache, die die weltweite Kommunikation über Gesundheit und gesundheitliche Versorgung in verschiedenen Disziplinen und Wissenschaften ermöglicht.

Zum Zweiten stellt die ICF einen Rahmen zur
- Beschreibung von Gesundheitszuständen zur Verfügung.

In der ICF wird eine Person als funktional gesund angesehen, wenn sie ihr Dasein in allen Lebensbereichen, die ihr wichtig sind, in der Weise und dem Umfang entfalten kann, wie es von einem Menschen ohne gesundheitsbedingte Beeinträchtigungen erwartet wird.

Gesundheit umfasst nach dem ICF-Konzept mehrere miteinander in Beziehung stehende *Komponenten*, nämlich *Körperfunktionen, Körperstrukturen, Aktivität, Partizipation* und *Kontextfaktoren*.

Sie sind folgendermaßen definiert:
Körperfunktionen sind die physiologischen, einschließlich der psychologischen Funktionen von Körpersystemen.
Die Ergotherapeutin untersucht z.B. den Muskeltonus des Kindes.
Körperstrukturen sind Teile des Körpers, die mit Körperfunktionen in Zusammenhang stehen, wie z.B. die Vestibulariskerne und Gleichgewichtsfunktionen.
Beispiel: Die Ergotherapeutin klärt ab, in welchem Maße das Kind bei Beschleunigung über sein Gleichgewicht verfügen kann.

---

1 ICF = Internationale Klassifikation der Funktionsfähigkeit, Behinderung und Gesundheit

Eine **Aktivität** ist die Ausführung einer Aufgabe oder Handlung durch eine Person.
Im ergotherapeutischen Befund wird u.a. geprüft, wie geschickt sich das Kind fortbewegen und auf einem Bein stehen kann.
Die **Partizipation** ist das subjektive Erleben des Einbezogenseins einer Person in eine Lebenssituation bzw. einen Lebensbereich.
Dazu befragt die Ergotherapeutin u.a. die Mutter. Sie erfährt, dass das Kind gern Skateboard fahren will, dies aber nicht kann.
Der **Kontextfaktor** beschreibt den gesamten Lebenshintergrund einer Person. Dazu gehören Umweltfaktoren und personenbezogene Faktoren. Die Umweltfaktoren teilen sich auf in materielle, soziale und verhaltensbezogene Umwelt. Inwieweit fördert oder beeinträchtigt der Umweltkontext die Entwicklung oder Gesundheit des Kindes?
Hier ist zu klären, wie die Umgebung der Wohnung beschaffen ist im Hinblick auf die Möglichkeit, gefahrlos Skateboard zu fahren. Die Ergotherapeutin erfragt die familiäre Konstellation und beobachtet förderliche oder beeinträchtigende Umgangsweisen der Mutter mit dem Kind.
Das folgende Schaubild verdeutlicht die Wechselwirkung zwischen diesen Komponenten der ICF.

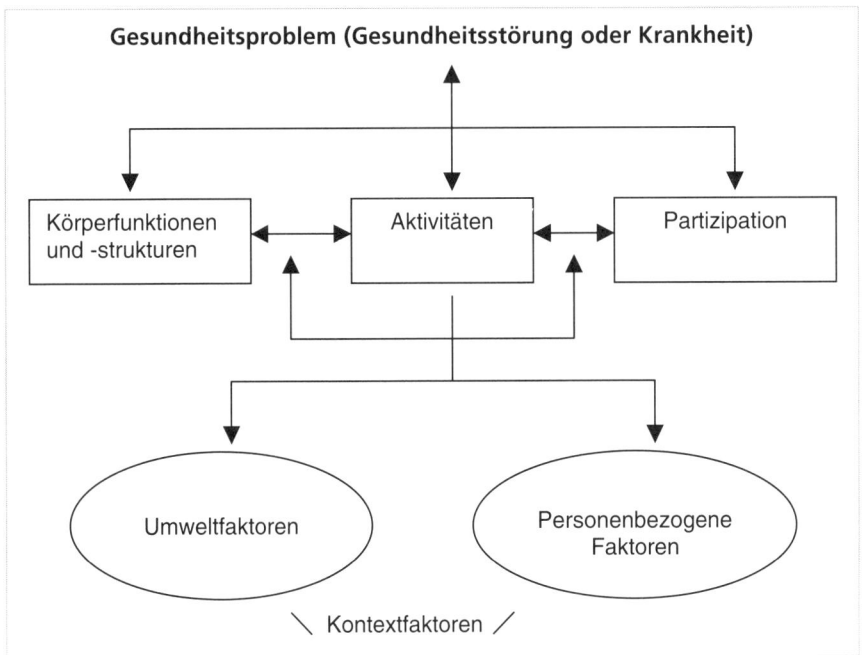

Abbildung 11: Das ICF-Modell mit den Interaktionen der Komponenten. Aus: Ewert, Cieza, Stucki: Die ICF in der Rehabilitation. In: Ergotherapie & Rehabilitation 1/2003, S. 7

4.1.2 Bedeutung der ICF für die Ergotherapie

Die Entwicklung des Gesundheitssystems zeigt die Tendenz zu einer Betrachtungsweise einer Person „als menschlichem Wesen – das in seinen täglichen Aufgaben funktioniert, eine Vielzahl von Rollen einnimmt und ein Mitglied der Gesellschaft ist. ... Darüber hinaus werden die Einschränkungen, die sich auf die Teilnahme an Aktivitäten auswirken, hervorgehoben" (ENOTHE[2], 2000, S. 11). Diese Auffassung verdeutlicht die Notwendigkeit der Ergotherapie im Gesundheitsprozess, „da es das wichtigste Ziel der Ergotherapie ist, zum Wohlbefinden und zur Lebensqualität förderlich beizutragen. Ergotherapie konzentriert sich auf die Betätigung des Individuums im weitesten Sinne, einschließlich seiner Rollen, Aufgaben und zweckgerichteten Aktivitäten"(ebd.).

Das folgende Schaubild zeigt, dass sich die Rehabilitationswissenschaften (finanzielle Unterstützer der ICF) in Deutschland *noch nicht* differenziert mit den Therapieberufen auseinander gesetzt haben.

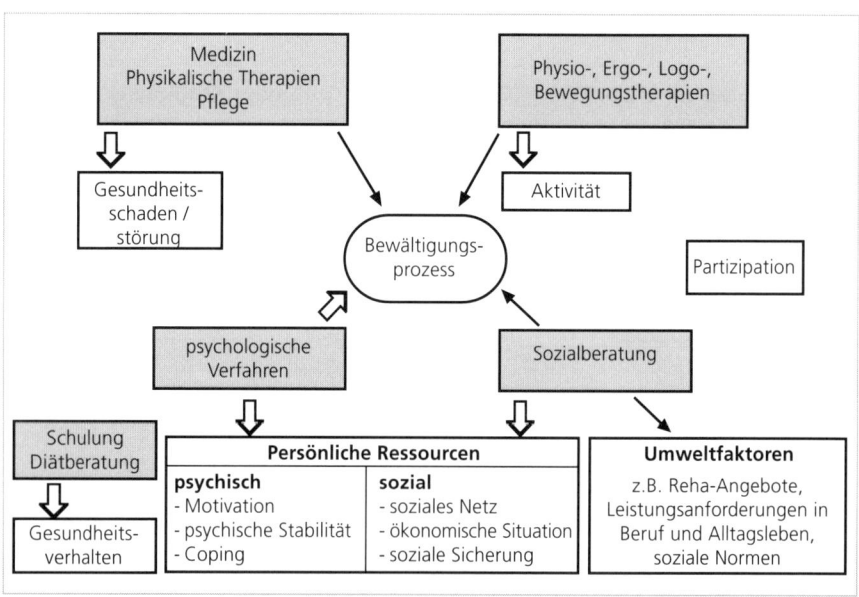

Abbildung 12: Ansatzpunkte für therapeutisches Handeln in der Rehabilitation. Modifiziert nach Jürgen Bengel, Uwe Koch: Grundlagen der Rehabilitationswissenschaften. Berlin: Springer, 2000, S. 54

---

2   ENOTHE = European Network of Occupational Therapy in Higher Education

Die Autoren ordnen die Therapieberufe lediglich dem Bewältigungsprozess und der Aktivität zu. Die Partizipation bleibt hingegen unbeachtet und erhält keinen Zuständigkeitsbereich. Wie in Kapitel B 1 schon beschrieben wurde, ist der Bereich der Partizipation, wie auch der Bewältigungsprozess, ein wichtiger Aspekt in der ergotherapeutischen Behandlung:
Die moderne Ergotherapie verfügt über Theorien mit weit differenzierteren Betrachtungsweisen von Aktivität, Partizipation und Kontextfaktoren als es die ICF bietet.

- So werden Merkmale von Handlungen u.a. definiert als zielgerichtet, motiviert, strukturiert, bewusst und selbstverändernd (Hacker in: Beyermann, G. 2000, S. 300)
- Es wird gefragt, was „Betätigung" umfasst, welche Bedeutung sie im menschlichen Leben hat und wie sich eine Funktionseinschränkung auf „Betätigung" auswirkt. Und: Wie kann „Betätigung" als therapeutisches Mittel genutzt werden? (Kielhofner, G., Mentrup C., Niehaus, A. in: Jerosch-Herold, C.,1999, S. 50-82)

Zur Umsetzung in den Therapiealltag bieten sich unserer Berufsgruppe jetzt Befundinstrumente an, die *Partizipation* in den Mittelpunkt stellen (s. 4.2.3). Welche andere Berufsgruppe sonst verfügt über solche Befundinstrumente? Um sich einen Stellenwert im Gesundheitssystem zu sichern, ist es somit notwendig, das Berufsprofil der Ergotherapie klar herauszustellen und mit berufsspezifischen Befundinstrumenten zu untermauern.

4.1.3 Die Ergotherapie in den Kliniken

4.1.3.1 Gesetzliche Veränderungen

Mit Einführung des Gesundheitsstrukturgesetzes 1993 wurde in der Bundespflegesatzverordnung die leistungsorientierte Finanzierung aller stationären Leistungen festgelegt. Der Umfang der finanziellen Ressourcen für alle Arbeitsfelder wurde von den Kostenträgern massiv vermindert. Auch für die Ergotherapie werden seitdem Stellen- und Budgetverringerungen vorgenommen.

Das Gesundheitsreformgesetz 2000 brachte ein neues Abrechnungssystem für Akutkrankenhäuser. Nach einer Erprobungsphase soll die Finanzierung ab 2007 ausschließlich über die DRG's (Diagnosis Related Groups) erfolgen. Dies gilt für alle medizinischen Fachbereiche, ausgenommen ist lediglich der psychiatrische Bereich.

Eine DRG beschreibt einen stationären Patientenfall mit sämtlichem Ressourcenverbrauch von Aufnahme bis zur Entlassung, also alle auf seinen Diagnose(n) basierenden Leistungen und Prozeduren, die das Krankenhaus nach einem vorgeschriebenen Schlüssel kodieren muss. Aus diesen Angaben ergibt sich ein festgelegter Vergütungsbetrag, den das Krankenhaus erhält (Gans, 2001, 2002 sowie Vorträge Ergotherapiekongress 2002; 2003).

Die Gesundheitsreform 2004 sieht weitere Veränderungen vor. In der Diskussion sind u.a. eine Teilöffnung der Krankenhäuser für ambulante Versorgung und eine Verpflichtung zum Qualitätsmanagement.

4.1.3.2 Konsequenzen für die Kliniken

Klar ist, dass das Krankenhaus die Verweildauer verkürzen muss und unter dem Druck steht, die Kosten zu verringern. Die Krankenhäuser werden sich spezialisieren und dort, wo es sich finanziell lohnt, neue Geschäftsbereiche eröffnen. In der stationären Versorgung müssen deshalb alle Berufsgruppen Effektivitätsnachweise vorlegen.

4.1.3.3 Konsequenzen für die stationäre Ergotherapie

Die Präzisierung der zu erwartenden Gesetzesinhalte und der Zeitplan der Umsetzung stehen unter der Dynamik der Auseinandersetzung zwischen Gesetzgeber, Oppositionsparteien und Selbstverwaltungsorganen.
Eine klare Perspektive für eine Sicherung der Ergotherapie im stationären Bereich gibt es derzeit nicht.
Der Berufsverband der ErgotherapeutInnen (DVE) empfiehlt für die Ergotherapeuten im Akutkrankenhaus allerdings folgende Sofortmaßnahmen[3]:

- Ein differenziertes Leistungserfassungs- und Dokumentationssystem (Zeiterfassung und Differenzierung der Inhalte)
- Ein genau definiertes Angebotsprofil
  Welche Patienten werden wie und in welcher Intensität ergotherapeutisch behandelt? Warum ist bei ihnen Ergotherapie als notwendige medizinische Leistung anzusehen?
- Konzepte verändern
  Analyse der Behandlungsmöglichkeiten aufgrund der verkürzten Verweildauer: Schwerpunkt auf Diagnostik legen, Vernetzung zu ambulanten Strukturen sichern
- Betriebswirtschaftliches Denken und Argumentieren entwickeln[4]

---

3   Zum Ende des 2. Quartals 2004 ist eine Veröffentlichung des DVE zur Leistungserfassung in der Überarbeitung des Indikationskatalogs geplant
4   Ab 10.07.05 wird für Leitende ErgotherapeutInnen im Krankenhaus u.a. in Berlin eine Zusatzqualifikation für Leitungstätigkeit Pflicht. Zugrunde liegendes Gesetz: § 7 Abs. 2 des Gesetzes über die Weiterbildung in den Medizinalfachberufen v. 03.07.95; § 39 der Krankenhaus-Betriebsverordnung (KhBetrVO) v. 10.07.95, Gesetz- u. VO-Blatt für Berlin

Nur unter diesen Voraussetzungen ist es für die Krankenhausverwaltung möglich, die Kosten der ergotherapeutischen Leistungen bzw. der Patientenkosten einzuschätzen und diese über die DRG's abzurechnen (Gans, 2003).
Diskutiert werden also Konzepte des Qualitätsmanagements zur Verbesserung der Therapieabläufe und Absicherung der Therapieergebnisse für die Ergotherapie.

4.1.4 Die Ergotherapie in den Praxen

4.1.4.1 Gesetzliche Veränderungen

Die ambulante Versorgung mit Ergotherapie wird im Sozialgesetzbuch (SGB V) geregelt. Im Rahmen der Gesundheitsreformen traten am 01.07.01 die neuen Heilmittel-Richtlinien (§ 92 SGB V) und am 01.08.01 die Rahmenempfehlungen (§125 SGB V) in Kraft. Ab 01.04.04 tritt eine Novellierung der Heilmittel-Richtlinien in Kraft, die zur Drucklegung dieser Veröffentlichung nicht abschließend berücksichtigt werden kann.
Der Berufsverband der Ergotherapeuten (DVE) nahm mit Hilfe öffentlicher Proteste Einfluss auf die gesetzliche Einbindung der Heilmittel und definierte das Spektrum der ambulanten Ergotherapie neu (DVE, 2001).

Erzielt wurde u.a.:

- Die Festlegung des Behandlungsumfanges im Regelfall
- Die Zuordnung der Heilmittel zu Indikationen
- Die Differenzierung der Heilmittel nach den Behandlungsverfahren entsprechend der neuen Ausbildungs- und Prüfungsverordnung
- Die Einbettung von ergotherapeutischen Zielen nach ICF[5]-Kriterien

Die Rahmenempfehlungen enthalten u.a. die Verpflichtung für den Heilmittelerbringer, sich an Qualitätssicherungsmaßnahmen zu beteiligen. Beschrieben sind Maßnahmen, die die Qualität der Behandlung betreffen (Strukturqualität), die Qualität der Versorgungsabläufe (Prozessqualität) und die Qualität der Behandlungsergebnisse (Ergebnisqualität).
Weiterhin findet sich in den Rahmenempfehlungen eine differenzierte Leistungsbeschreibung der Ergotherapie[6], in der auch die Bedeutung der Befunderhebung als Voraussetzung für die Definition von Behandlungszielen und die Erstellung eines Behandlungsplanes genannt werden.

---

5 ICF = Internationale Klassifikation der Funktionsfähigkeit, Behinderung und Gesundheit
6 Anlage 1b Rahmenempfehlungen nach § 125 Abs. 1 SGB V

4.1.4.2 Konsequenzen für die ambulante Ergotherapie

Nach Berichten von langjährig in der ambulanten Pädiatrie tätigen Ergotherapeutinnen sind Mediziner inzwischen deutlich besser über das Spektrum ergotherapeutischer Angebote, die Behandlungsziele und das berufsspezifische Setting informiert. Die Verabschiedung der neuen Heilmittel-Richtlinien und der Rahmenempfehlungen sowie die Veröffentlichung des Indikationskataloges und andere Publikationen (Autorengruppe Hannover) mögen zu dieser positiven Entwicklung beigetragen haben. Die bis zur Novellierung der Heilmittel-Richtlinien im April 04 geltende Berichtspflicht an den verordnenden Arzt verbesserte die Kommunikation zwischen Arzt und Therapeutin. Als weiterer Vorteil gegenüber früher kann die *Klarheit* gesehen werden, die die Regelung als Grundlage für die Verordnungsmodalitäten mit sich bringt.

Mit der Einführung der DRG's wird sich der Patientenkreis im ambulanten Bereich voraussichtlich verändern. Durch die Liegezeitverkürzung in den Kliniken werden schwerer betroffene Patienten, also auch Kinder, für die eine stationäre Rehabilitation nicht in Frage kommt, von Ergotherapie-Ambulanzen übernommen werden.

Qualitätsmanagement in Ergotherapie-Praxen: mehr und überprüfbare Qualität

In der Erarbeitung befindet sich ein Zertifizierungskonzept des DVE für Ergotherapie-Praxen, das zur höheren Patienten- und Mitarbeiterzufriedenheit beitragen soll sowie eine Verbesserung der Bereiche Prozessqualität, Organisationsabläufe, Planung und Dokumentation erzielen möchte.

4.2 Berufsentwicklung

Ein Beruf entwickelt sich in unterschiedlichen Stadien (Hagedorn, In: Jerosch-Herold,1999, S. 19-20).

- **Erstes Stadium: Entwicklung und Erkundung von relevanten Berufspraktiken**
  In dieser Stufe liegen noch wenige Veröffentlichungen vor, die sich vorwiegend mit Vorgehensweisen und Grundlagenwissen befassen.

- **Zweites Stadium: Standardisierung und Spezialisierung**
  Wissen und Fertigkeiten werden vereinheitlicht, der Beruf erhält eine wohl organisierte formale Struktur (Ausbildung) mit Entwicklung von Spezialgebieten (Berufspraxis). Der Berufsstand neigt in dieser Stufe dazu, seine Praxis vermehrt kritisch zu beleuchten und Grundprinzipien für das

praktische Handeln zu entwickeln. In den Veröffentlichungen wird die Praxis beschrieben und ein Bezug zur Theorie hergestellt.

- **Drittes Stadium: Akademisierung**
Immer mehr Berufsangehörige erlangen eine Hochschulausbildung, sie verfassen wissenschaftliche Arbeiten; Forschungsprojekte werden durchgeführt und die eigene Praxis kann kritisch eingeschätzt werden. Es werden spezielle Theorien und Modelle für die Ergotherapie entwickelt.

Ordnet man die deutsche Ergotherapie in das oben dargestellte Schema ein, befindet sie sich gegenwärtig im zweiten Stadium und ist auf dem Weg zum dritten Stadium (Jerosch-Herold, 1999, S. 188. s. auch Kapitel 4.2.3 und 4.3).

Wie kam es dazu?

4.2.1 Entwicklungen in der deutschen Ergotherapie

In Deutschland gab es nach dem Zweiten Weltkrieg ein therapeutisches Angebot für Kriegsverletzte im orthopädisch-chirurgischen Bereich mit dem Ziel der beruflichen und sozialen Integration. Daneben wurden chronisch Kranke wie Tuberkulosekranke, geistig Behinderte und psychisch Kranke mit handwerklichen „Beschäftigungen" behandelt. Dies waren die Anfänge der deutschen Ergotherapie. Die Berufspraxis der deutschen Ergotherapie entwickelte sich von der handwerklich-gestalterischen Beschäftigungsaufgabe ab 1977 in Richtung „Medizinalisierung". Erst in den 70er Jahren wurde die Ergotherapie auch in der Kinderheilkunde und in der (Kinder-) Neurologie eingeführt (Beyermann, 2001, S. 270-277). Ergotherapeuten galten in dieser Zeit als Gehilfen des Arztes (Scheiber, zit. n. Kubny-Lüke, In: Scheepers, 1999, S. 5). „Das damalige medizinische Modell, welches in den Grundzügen tendenziell reduktionistisch und defizitorientiert war" (Fischer, 2002, S. 12-30), galt auch für die Ergotherapie. Der ergotherapeutische Wirksamkeitsnachweis bestand darin, zu belegen, dass der Einsatz von Beschäftigung oder Aktivität als Mittel bestimmte funktionelle Defizite wie z.B. in der Muskelkraft oder im Bewegungsausmaß mindert (Fischer, 2002, S. 16). Dieser recht begrenzte Behandlungsansatz steht im Widerspruch zu dem von jeher hohen Anspruch der Ergotherapie auf Ganzheitlichkeit. Jedoch war es für den vergleichsweise neuen Berufszweig wichtig, die „interessiert-kritischen Arbeitgeber und die gesundheitspolitischen Behörden mit kurzfristig durchschlagenden funktionalen Resultaten zu überzeugen" (Schwarz, In: Scheepers, 1999, S. 41).

Seit den 80er Jahren weiteten sich die Methoden ergotherapeutischer Arbeit geradezu expansiv aus: Es begann die Phase der „Methodisierung" (Beyermann, 2001, S. 277-278). Auch in der pädiatrischen Ergotherapie etablierten sich immer mehr nicht handwerkliche Konzepte wie Bobath, Affolter, Kiphard, Ayres, Fröhlich, Frostig. Gleichzeitig bekamen neue wissenschaftliche Erkenntnisse der Sozialwissenschaften und der Neurophysiologie in der Ergotherapie eine größere Bedeutung.

Zunehmend geriet die Ergotherapie in die Identitätskrise, da das berufliche Selbstverständnis der Ergotherapie nur sinnvoll erscheint, wenn das gesamte Spektrum der Persönlichkeit und ihr soziales Umfeld beachtet wird. Eine biosoziale Sichtweise, die nicht mit dem naturwissenschaftlich-funktionalistisch ausgerichteten medizinischen Ansatz in Einklang zu bringen war. Die Ergotherapie strebte nach einer weiteren Professionalisierung im Zusammenhang mit der Fragestellung, was eigentlicher Gegenstand der Ergotherapie ist und was sie gegenüber anderen Berufsgruppen einzigartig macht. Dies führte dazu, dass sich die Ergotherapie wieder mehr auf die alten Werte fokussierte, so dass die Grundannahmen über die existentielle Bedeutung von Betätigungen für einen Menschen wieder mehr hervorgehoben wurden. Es stehen nun nicht mehr die objektiven funktionellen Defizite im Vordergrund, sondern vielmehr wird das *subjektive Befinden* zum ergotherapeutischen Interesse. Dies bedeutet, dass die Betrachtung eines Menschen über die funktionellen Einschränkungen hinausgeht und primär die daraus resultierenden Auswirkungen auf die alltägliche Lebensbewältigung der Betroffenen betrachtet werden (Fischer, 2002, S.16).

4.2.2 Wo steht die deutsche Ergotherapie?

Diese oben beschriebene Entwicklung wurde im angelsächsischen Bereich eingeleitet. In Deutschland gab es allerdings kaum Ressourcen, um die Dynamik der „Methodisierung" wissenschaftlich zu begleiten: Die Berufspraxis der Ergotherapie hat sich explosionsartig differenziert ohne differenzierte theoretische Ableitung. Dementsprechend steht noch wenig berufsspezifische deutschsprachige Literatur zur Verfügung.

Diese Situation spiegelt sich ebenfalls in unserer Projektgruppe wider, in der noch der funktionell ausgerichtete Ansatz im Vordergrund steht.

Die Professionalisierungsbestrebungen sind jedoch in vollem Gange.
- Auf der Suche nach Neudefinierung von „Ergotherapie" werden Begriffe wie menschliche Betätigung, Betätigungsbereiche, Einfluss der Umwelt und Betätigungsperformanz diskutiert. Es wird sich herausstellen, inwieweit sich die deutsche Ergotherapie an international festgelegter Terminologie orientiert oder Begriffe bevorzugt, die (noch) nicht einmal in der Ergotherapie verallgemeinert sind.

- Zur Theoriebildung werden Handlungstheorien aus den Sozialwissenschaften bezogen auf die Kernangebote der Ergotherapie, nämlich die handwerklich-gestalterischen Mittel, diskutiert.

Ein weiterer Schritt ist die Systematisierung und theoretische Begründung der ergotherapeutischen Praxis mit Hilfe der neuen konzeptionellen Modelle.

Anhand des Rückblicks auf die Geschichte der Ergotherapie und die aktuelle Bestandsaufnahme ordnen wir die deutsche Berufsentwicklung, wie unter 4.2 bereits erwähnt, wie folgt ein:
Die deutsche Ergotherapie befindet sich in einer Vertiefung des zweiten Stadiums und im Übergang zum dritten Stadium. Dies soll an folgenden Beispielen aus dem pädiatrischen Bereich verdeutlicht werden:

4.2.3 Entwicklungen bei pädiatrischen Befundinstrumenten

- Für Fortbildungskurse zur Sensorischen Integrationstherapie sind vom DVE Standards entwickelt worden. Vorgesehen ist dort beispielsweise auch die *Vermittlung von Testgrundlagen und Testtheorie* (www.dve.info).
- Der amerikanische DTVP-2 soll auf deutsche Verhältnisse übertragen werden, um den veralteten Frostig-Test zu ersetzen. Dieses Ziel wird durch eine Vergleichsstudie mit deutschen Schulkindern unterstützt (Weiland, Schredl, 2002). Die *Standardisierung des DTVP-2* auf deutsche Verhältnisse kann für 2005 erwartet werden.
- Ein weiterer wesentlicher Fortschritt ist das Konzept der *Weiterbildung zum DVE-Fachergotherapeut* mit fachbereichsspezifischer Vertiefung, also auch für den Bereich Pädiatrie. Er wird erstmals ab Herbst 2003 in Heidelberg angeboten. Das Curriculum enthält u.a. auch eine Vertiefung von Kompetenzen in wesentlichen diagnostischen Behandlungs- und evaluativen Verfahren im gesamten Fachbereich (www.dve.info).

In den neuesten Entwicklungen in Deutschland werden vermehrt **Praxismodelle** aus dem amerikanischen, kanadischen und australischen Raum eingeführt.
Dort wird seit Ende der 60er Jahre die Diskussion über die Notwendigkeit geführt, dem Individuum die von ihm angestrebte Rolle in seinem sozialen System bestmöglich ausführbar zu machen. In den letzten Jahrzehnten gab es Bemühungen, Erkenntnisse der Sozialwissenschaften auf die Ergotherapie zu übertragen. Es wurden mehrere Modelle für die ergotherapeutische Praxis erforscht.

Im Folgenden werden einige Beispiele von neuen Modellen vorgestellt (s. auch Anlage 3):

Das Modell menschlicher Betätigung (MOHO = Model of Human Occupation) von Gary Kielhofner

Das Modell wurde von dem Ergotherapeuten und Psychologen Prof. Dr. G. Kielhofner Ende der 70er Jahre in den USA entwickelt. Kielhofner und seine Mitarbeiter haben eine Reihe von strukturierten Befundinstrumenten (Assessments) entwickelt (www.uic.edu/hsc/acad/cahp/OT/MOHO).
Einige Beispiele:
- Child Occupational Self Assessment, COSA, (8-11 J.), ist in einer deutschen Bachelor-Arbeit beschrieben und übersetzt (Pätzold, 2003)
- Pediatric Volitional Questionnaire, PVQ, (2-6 J.)
- Volitional Questionnaire, VQ, (ab 6 J.)
- School Setting Interview, SSI, (Schulalter)

Das Kanadische Modell der Occupational Performance (CMOP) und das Canadian Occupational Performance Measure von Law, Polatajko, Carswell McColl, Pollock und Baptiste

- In deutscher Sprache ist 2003 eine 2. Übersetzung des *Canadian Occupational Performance Measure (COPM)*, dritte Auflage, erschienen (Law, 1999) (s. Anlage 3).

Es handelt sich um ein klientenzentriertes Messinstrument für die Bereiche Selbstständigkeit, Produktivität und Freizeitverhalten. Es kann für Menschen *ab 7 Jahren* eingesetzt werden.
Kurse zur Einführung werden in Deutschland auch von pädiatrieerfahrenen Ergotherapeutinnen angeboten (EllenRomein@gmx.net).

Das Modell der Profession und das Konzept der anpassenden Fertigkeiten (MOSEY) (Model of the Profession and the Concept of Adaptive Skills) von Anne C. Mosey

Das Bieler Modell

Das Modell zum Entwickeln und Evaluieren ergotherapeutischer Maßnahmen wurde von der Schule für Ergotherapie in Biel, Schweiz entworfen.

Die Praxismodelle stellen eine Bereicherung für die Professionalisierung in Deutschland dar, weil sie dem ergotherapeutischen Handeln einen Rahmen bieten und somit zu berufsspezifischerem Arbeiten führen.
Die dazugehörigen Testverfahren (Assessments) werden übersetzt und auf ihre Tauglichkeit in Deutschland überprüft.

- Die „Aha ... Fortbildungsinitiative" zum Beispiel (existiert seit 1991, hervorgegangen aus dem Fachkreis „Arbeit und Rehabilitation" des DVE) fördert die *Übersetzung von neuen Assessments* in die deutsche Sprache und *vertreibt sie* über ihre Edition vita activa (Rundbrief des DVE 2 (1999); Rundbrief des Fachkreises Pädiatrie (1999/2000).

4.3 Anhebung des Ausbildungsniveaus

4.3.1 Berufsfachschule Ergotherapie

Das Novellierungsverfahren der Ausbildungs- und Prüfungsordnung ist zum Abschluss gebracht worden und seit 01.07.2000 in Kraft. Wesentliche Änderungen sind im Folgenden zusammengefasst:
- Die ergotherapeutischen Behandlungsverfahren erhalten ein höheres Stundenkontingent und werden auch schriftlich geprüft.
- Die Sozialwissenschaften finden eine höhere Bedeutung in der Ausbildung.
- „Grundlagen der Ergotherapie" ist als neues Fach eingerichtet worden. Dort werden u.a. auch die konzeptionellen Modelle der Ergotherapie sowie Grundlagen der Qualitätssicherung unterrichtet.

Weitere neue Fächer bzw. Inhalte sind:
- Computertechnik
- Prävention und Rehabilitation
- Einführung in das wissenschaftliche Arbeiten
- Fachsprache / Fachenglisch
- Praktische Ausbildung

Dort ist die Anleitung durch eine staatlich anerkannte Ergotherapeutin jetzt Vorschrift.
Ein praktischer Einsatz bei Kindern oder Jugendlichen ist jetzt Pflicht.

Qualitätssicherung auch in der Berufsfachschule für Ergotherapie
Die Zertifizierungsmöglichkeiten wurden erweitert durch Q_{intern}, ein Verfahren des Ausbildungsausschusses des DVE.

4.3.2 Akademisierung der Ausbildung

Seit 1991 treibt der DVE die Entwicklung von Hochschulstudiengängen in Deutschland engagiert voran und begleitet die unterschiedlichen Entwürfe mit kritischem Blick. Gemeinsam mit den anderen therapeutischen Medizinalfachberufen und Hebammen wird eine Angleichung an den europäischen Standard angestrebt. Die Ergotherapie soll hierzulande niveauvoller und wissenschaftlich fundierter werden. Wir müssen u.a. in der Lage sein, unsere gängigen Befundinstrumente und unsere Behandlungskonzepte kritisch zu überprüfen, wir brauchen Forschungsprojekte, um z.b. auch qualifiziertere Befundinstrumente entwickeln zu können und dadurch die Wirksamkeit der Ergotherapie zu beweisen.

Der Bildungsplan des DVE von 2002 (Ferber, 2003) sieht nach Änderung des Berufsgesetzes für alle Ergotherapeutinnen ein Studium an einer Fachhochschule vor:
- Eine grundständige Ausbildung durch 6- bzw. 8-semestrige Bachelor-Studiengänge
- Die Möglichkeit einer Weiterqualifizierung durch 4- bzw. 2-semestrige Master-Studiengänge und
- Den Zugang zu Lehre und Forschung

Bis zur Änderung des derzeitigen Berufsgesetzes ist Quereinsteigen ins Bachelor-Studium für Absolventinnen der Berufsfachschulen möglich.
Nach Abschluss des Bachelor sind momentan die Tätigkeitsfelder wie sonst auch üblich in der Klinik, Praxis oder anderen Institutionen offen.

Ein weiterqualifizierender Abschluss ist der
- 4-semestrige Master-Studiengang in Ergotherapie an einer Universität oder Medizinischen Hochschule

Die Tätigkeitsfelder wären dann: Forschung in Abteilungen der physikalischen Medizin oder Rehabilitation, Leitungsfunktionen von Therapieabteilungen in großen Kliniken oder in Ausbildungsstätten.

In Deutschland werden seit wenigen Jahren unterschiedliche Modelle von Studiengängen[7] an Fachhochschulen angeboten, meist in Kooperation mit Berufsfachschulen. Die Studiengänge führen zum Bachelor-Abschluss.
Angeboten wird außerdem ein Diplom-Studiengang, ein erster Master-Studiengang steht in Vorbereitung. Für deutsche Ergotherapeutinnen ist bereits der „European Master of Science in Occupational Therapy" zugänglich. Voraussetzung ist der Bachelor-Abschluss oder eine erwiesene Vertiefung im Beruf durch Publikationen, Mitarbeit an Forschung o.Ä.

---

7 Liste mit Informationen zu den Studiengängen erhältlich beim DVE, Referat Aus- und Weiterbildung, Postfach 22 08, 76303 Karlsbad

4.4 Resümee

Die Professionalisierungsbestrebungen in der deutschen Ergotherapie sind in den letzten 15 Jahren nach der Wende sehr weit vorangekommen
- in den Bereichen der Ausbildung
- in den Bereichen der Fachhochschulanbindung
- in der Verhinderung bedrohlicher Entwicklungen im ambulanten Bereich und
- in der beruflichen Präsentation durch Publikationen.

Aus Kapazitätsgründen wurde hier nicht eine mögliche Perspektive der Erweiterung des ergotherapeutischen Arbeitsfeldes in der Primärprävention (Gesundheitsförderung) angesprochen, die im SGB V verankert ist und als „4. Säule des Gesundheitswesens" in der Gesundheitsstrukturreform 2000 politisch neu bewertet wird (Prümel-Philippsen, 2002).

Als besonders erfreulich ist die *Verzahnung von (Fach)Hochschule und Berufspraxis* hervorzuheben, ohne die ja auch unsere Arbeit der Projektgruppe weniger erfolgreich zum Abschluss gebracht worden wäre. Für Ergotherapeutinnen „vor Ort" und für Lehrkräfte an den Berufsfachschulen sind die inzwischen zahlreichen wissenschaftlichen Arbeiten, Vorträge und Fortbildungen akademisch ausgebildeter Kolleginnen von großem Gewinn. Es sind vielfältige Arbeiten über pädiatrische Themen erschienen, so auch zum Themenbereich Befunderhebung, verknüpft mit der Anwendung der ergotherapeutischen Modelle (www.hsl-intern.n/ergodiplom; www.studienarbeiten-mfb.de).
Aber erst die längerfristige praktische Erfahrung bei der Umsetzung wird zeigen, inwieweit sie dem formulierten Anspruch standhalten. Dafür ist dann der Rückfluss von der Praxis zu „Theorie-Vertretern" erforderlich.

Ein positiver Effekt ist die Zunahme der Fachdiskussion um die Bedeutung der Qualitätssicherung. Auch Ergotherapeutinnen in der Pädiatrie suchen nach effektiveren Arbeitsweisen.
Dies beginnt mit einer gezielten Befunderhebung.
Ein Merkmal der Professionalisierung ist die Vorgehensweise nach den Prinzipien der „evidenz-basierten Praxis"[8] bei der Suche nach dem adäquaten Befundinstrument (Jerosch-Herold, 2000).
Bei jedem Schritt während des Prozesses der Informationssammlung muss die Ergotherapeutin das geeignetste Instrument je nach Fragestellung auswählen. Wird eine klientenzentrierte Vorgehensweise bevorzugt, steht die Befragung der Zielvorstellungen des Kindes bzw. seiner Bezugspersonen am Anfang. Zur

---

8 (Evidenz = Beweis/Nachweis, basiert = durch systematische Forschung erbracht.)

Erfassung der kindlichen Handlungsbereiche sind alle Komponenten von Bedeutung, die für das Kind selbst, für seine Umwelt und seine allgemeine Entwicklung relevant sind. Hier bieten die theoretischen Konstrukte der Modelle und ihre Assessments differenzierte Definitionen der verschiedenen Handlungsebenen für ein systematisches Vorgehen an. Qualifizierte Befundinstrumente lassen aus den Daten einen ergotherapeutischen Problemzusammenhang erkennen. Praxismodelle bieten auch für die Befunddokumentation eine gute Basis.

Der Befunderhebungsprozess birgt ein ökonomisches Potential in sich, da bereits die Entscheidung über die Auswahl der Befundinstrumente die Grundlage für die Dauer der Behandlung und den Therapieerfolg ist. Die Praxismodelle geben eine Chance, dieses Potential zu nutzen.

C Testpsychologischer Exkurs

In den vorangegangenen Kapiteln haben wir uns mit der ergotherapeutischen Befunderhebung intensiv auseinander gesetzt. Um die einzelnen Befundinstrumente sinnvoll einsetzen zu können, ist Wissen um die testpsychologischen Hintergründe sowie über die Klassifikation der Befundinstrumente und ihre spezifischen Unterschiede und Einsatzmöglichkeiten von Bedeutung. In diesem Kapitel sollen nun diese theoretischen Hintergründe veranschaulicht und diskutiert werden.

1 Befundinstrumente und ihre Klassifikation

1.1 Einführung

Für eine systematische, strukturierte ergotherapeutische Befunderhebung in der ergotherapeutischen Behandlung von Kindern stehen vielfältige und verschiedenartige Befundinstrumente mit unterschiedlicher Zielsetzung zur Verfügung. Bevor diese verschiedenen Befundinstrumente jedoch zum Einsatz kommen können, ist das Definieren einer spezifischen ergotherapeutischen Fragestellung nötig. Dazu bietet sich der Einsatz von strukturierten oder halbstrukturierten Fragebogen in Form einer unspezifischen oder spezifischen Befragung zur Erfassung der Anamnese, der persönlichen Lebensumstände, der medizinischen und sozialen Anamnese, der Fähigkeiten und Ressourcen sowie der aktuellen Probleme an. Die Befragungsinstrumente aus den einzelnen ergotherapeutischen Modellen wie z.B. MOHO und CMOP sind dafür gute Beispiele. Nachdem die Fragestellung geklärt ist, sollte die Ergotherapeutin aus den vielfältigen Befundinstrumenten diejenigen auswählen, die am besten die jeweilige Fragestellung, die sich aus der Eingangsbefragung ergeben hat, überprüfen können.

1.2 Klassifikation der Befundinstrumente

Im Folgenden sollen nun die verschiedenen Klassifikationen der Befundinstrumente näher betrachtet und ausführlich beschrieben werden. Die folgende Unterscheidung in Befragung, Beobachtung, Screening, standardisierte Testverfahren und Assessment wurde zur besseren Darstellung und Beschreibung gewählt.

unspezifische/freie Befragung	→	Zur Anamneseerhebung und/oder zur Klärung der Fragestellung beim Erstgespräch in Form von individuell selbst erstellten Fragebogen
standardisierte oder teilstandardisierte Befragung	→	Zur Befragung von Fähigkeiten, Störungen und Ressourcen des Kindes unter spezifischen Gesichtspunkten z.B. COPM oder DEF-TK (diagnostischer Elternfragebogen zur taktil-kinästhetischen Responsivität)
unspezifische/freie Beobachtung	→	Zur individuellen Beobachtung in der freien Spielsituation oder während der Durchführung eines Testverfahrens
systematische Beobachtung	→	Tätigkeiten bzw. Aufgaben sind in systematisierter Form beschrieben wie z.B. gezielte Beobachtungen nach SI
standardisierte Beobachtung	→	Tätigkeiten bzw. Aufgaben sind in der Durchführung und in den Beobachtungskriterien eindeutig beschrieben z.B. AMPS und ACIS
Screeningverfahren	→	Geeignet als „Vortest" für eine weiterführende Befunderhebung, gibt eine grobe Auskunft über bestimmte Fähigkeiten: als teilstandardisiertes Verfahren wie z.B. Kiphard oder das Screening von Hochleitner
standardisierte Testverfahren	→	Quantitative Erfassung bestimmter Merkmale unter Vergleich mit einer Normgruppe wie z.B. DTVP-2
Assessment	→	Multidimensionale Gesamterfassung und Beurteilung der Fähigkeiten eines Kindes

Tabelle 2: Klassifikation der Befundinstrumente

1.2.1 Befragung

Grundsätzlich erfordert eine Befragung von der zu befragenden Person kommunikative wie auch kognitive Fähigkeiten. Von der Therapeutin erfordert eine Befragung die Fähigkeit, das Gespräch zu strukturieren und entsprechend zu leiten.
In der **freien Befragung** werden in einem Gespräch zwischen der Therapeutin, dem Kind bzw. Jugendlichen und/oder den Eltern Informationen über die Anamnese, die subjektiv erlebten Einschränkungen, Probleme, Auffälligkeiten und Fähigkeiten erfragt. Als Instrument kommen hier in der Regel individuelle, von der einzelnen Therapeutin erstellte Fragebogen zum Einsatz.
In einer **spezifischen Befragung** werden standardisierte Interviews oder Fragebogen angewendet. In Form eines Interviews wird ein strukturiertes oder halbstrukturiertes Gespräch durchgeführt. Ziel ist es, die Besonderheiten der Fähigkeiten und Ressourcen des Kindes zu erfassen.
Bei der spezifischen, standardisierten Befragung in Form von (halb)strukturierten Interviews sind die Themenbereiche sowie die Fragen festgelegt und müssen anhand der Durchführungsbestimmungen ausgeführt werden. Die Durchführung dieser spezifischen Befragung erfordert von der Therapeutin eine entsprechende Schulung und Einarbeitungszeit. Nur so kann diese Befragungsform effektiv eingesetzt, ausgewertet und interpretiert werden.

1.2.2 Beobachtende Verfahren

Beobachtende Verfahren dienen der Ermittlung qualitativer und quantitativer Aspekte in der Befunderhebung. Dies betrifft z.B. die allgemeine Entwicklung, die sozial-kommunikativen Kompetenzen, die Handlungskompetenzen sowie die motorischen Kompetenzen. Zusätzlich erhält die Therapeutin einige Informationen über Motivation und psychosoziale Kompetenzen. Zur besseren Unterscheidung können beobachtende Verfahren in verschiedene Formen unterteilt werden: freie, systematische und standardisierte Beobachtung.
Die **freie Beobachtung** unterliegt keinem Leistungsdruck. Das Kind hat die Möglichkeit, z.B. in einer Spielsituation sich und seine Fähigkeiten zu zeigen. Bei der freien Beobachtung kann der Therapeut entscheiden, was ins Zentrum seiner Aufmerksamkeit rücken soll und wie er das Beobachtete interpretiert. Diese subjektive Form bietet im therapeutischen Setting die Möglichkeit, die aktuellen Fähigkeiten eines Kindes zu beurteilen.
Systematische und standardisierte Beobachtungen haben im Vergleich zur freien Beobachtung eindeutige, allgemein gültig formulierte Vorgaben bezüglich der beobachteten Situation bzw. Tätigkeit sowie der Interpretation. Dadurch haben sie den Vorteil, dass die Wiederholbarkeit einen mehr oder weniger ob-

jektiven Vergleich der Fähigkeiten des Kindes ermöglicht und somit eine Möglichkeit zur Therapieevaluation bietet. Eine Form der systematischen Beobachtung sind z.b. die „Gezielten Beobachtungen" in der SI-Therapie. Hierbei werden bestimmte Fähigkeiten des Kindes überprüft, die in Beziehung zu einer Therapiemethode, in diesem Fall der Sensorischen Integrationstherapie, stehen. Ein standardisiertes Beobachtungsverfahren ist z.b. das AMPS (Assessment of Motor and Process Skills). Hierbei sind die durchgeführten Tätigkeiten, die Anweisungen sowie die Durchführungsbestimmungen standardisiert.

1.2.3 Screening Verfahren

Bei einem Screening handelt es sich um ein kurzes, grobes Befundinstrument, eine Art „Vortest", anhand dessen die Therapeutin einen groben Einblick in die Fähigkeiten und Problembereiche des Kindes erhält. Ein Screening kann sinnvoll sein, um im Anschluss daran weitere differenziertere standardisierte Befundinstrumente anzuwenden. Somit kann der alleinige Einsatz von Screenings keine fundierte, systematische ergotherapeutische Befunderhebung ermöglichen.

1.2.4 Standardisierte Testverfahren

Bei einem standardisierten Testverfahren handelt es sich um ein Befundinstrument, das hinsichtlich seiner Durchführung und Auswertung bereits an einer größeren Stichprobe erprobt und so detailliert beschrieben ist, dass es auch von anderen Therapeutinnen durchgeführt werden kann. Ein solches Verfahren wird als wissenschaftlich bezeichnet, da es auf der Grundlage einer bestimmten Theorie, einer Konstruktbildung entwickelt wurde und dadurch bestimmt werden kann, unter welchen Bedingungen aus den Testergebnissen welche Aussagen über das getestete Kind abgeleitet werden können.
Ein standardisiertes Testverfahren ist im Allgemeinen ein klinisches und/oder wissenschaftliches Verfahren zur Untersuchung von bestimmten Merkmalen, die quantitativ und/oder qualitativ erfasst und mit dem Durchschnitt einer Vergleichsgruppe (anhand der Normwerte) verglichen werden können. Die Qualität eines solchen Testverfahrens lässt sich an den Testgütekriterien der Objektivität, der Reliabilität und der Validität erkennen.
In der traditionellen ergotherapeutischen Befunderhebung kommen schwerpunktmäßig Leistungstests zum Einsatz. Dazu gehören Intelligenztest, Schultest, Entwicklungstest und spezielle Funktionstests. Funktionstests beziehen sich in der Regel auf die Körperfunktionsebene und beziehen die Handlungsebene meist nicht bzw. nur wenig mit ein. Neuere Testverfahren (wie z.B. AMPS, ACIS,

PEDI, SFA, COSA, TOP, AHA, Remi-Pro (s. hierzu: Anlage 3 Befundinstrumente der ergotherapeutischen Modelle) beziehen die Handlungsebenen mit ein, oft bezogen auf Konstrukte wie Handlungsqualität, zwischenmenschliche Interaktion, kindliche Selbstständigkeit, kindliche Selbsteinschätzung und Spiel. Wesentlicher Vorteil der standardisierten Testverfahren ist, dass die Ergebnisse des getesteten Kindes individuell mit denen der Normgruppe verglichen werden können und somit eine Aussage über die Fähigkeiten im Vergleich zur Normgruppe getroffen werden kann. Dadurch können diese Verfahren zur Therapieevaluation herangezogen werden. Beachtet werden sollte, dass die Durchführung von standardisierten Testverfahren einer entsprechenden Einarbeitungszeit sowie des Wissens um die Interpretation der Ergebnisse bedarf. Hierzu ist es außerdem notwendig, ein Wissen über die Testgütekriterien erworben zu haben.

1.2.5 Assessment

Ein Assessment wird in den verschiedenen wissenschaftlichen Bereichen und Professionen unterschiedlich definiert. Im ergotherapeutischen Bereich wird ein Assessment ganz allgemein als eine multidimensionale Gesamterfassung und Bewertung der gesundheitlichen Situation eines Patienten gesehen. Im spezifischen ergotherapeutischen Kontext wird ein Assessment als Prozess des Sammelns subjektiver und objektiver Daten, die für die Planung der Therapie relevant sind, beschrieben. Hierzu gehören Beobachten, Messen, Aufzeichnen und die Überprüfung der Ergebnisse an einer Norm.

2 Die Gütekriterien eines Testverfahrens

2.1 Einführung

In der ergotherapeutischen Befunderhebung ist die Anwendung von standardisierten Befundinstrumenten noch nicht sehr weit verbreitet. Erst in den letzten Jahren wird die Notwendigkeit des Einsatzes dieser objektiven Befundinstrumente immer mehr erkannt. Über viele Jahre hinweg waren die individuell von den einzelnen Therapeutinnen selbst erstellten Befundbogen die einzigen Befundinstrumente, die zur Erlangung eines ergotherapeutischen Befundes geführt haben. Dies hatte zur Folge, dass die Befunderhebung immer eine sehr individuelle Note erhielt, eine Übertragbarkeit der Ergebnisse nicht möglich war und somit auch nicht adäquat überprüft werden konnte. Die Ergebnisse waren eine beliebige Größe, so wie der darauf basierende Therapieansatz meist sehr individuell geprägt war. Dadurch war es kaum möglich, allgemein gültige Kriterien der ergotherapeutischen Befunderhebung festzulegen. Standardisierte Testverfahren waren von ergotherapeutischer Seite immer wieder als zu starr und einengend in der Ausführung und Auswertung in die Kritik geraten. Eine Professionalisierung der Ergotherapie fordert Elemente der Qualitätssicherung, dadurch wird nun die Wichtigkeit des Einsatzes von standardisierten Testverfahren immer deutlicher.

Standardisierte Testverfahren werden entwickelt um herauszufinden, welche Grundfähigkeiten Voraussetzung sind für entsprechend weiter gehende Fähigkeiten. So haben vor einigen Jahren amerikanische Wissenschaftler aufgrund der Kritik am alten „Frostig-Test" Überlegungen unternommen, wie ein auf neuen wissenschaftlichen Erkenntnissen basierendes Verfahren zur umfassenden Testung der visuellen Wahrnehmung gestaltet sein muss. Sie entwickelten als überarbeitete Form den DTVP-2.

Um die herausgefundenen Fähigkeiten nun bewerten zu können, müssen sie in eine Relation gesetzt werden können z.B. zu der Gruppe der Gleichaltrigen. Damit dies möglich ist, werden Befundinstrumente normiert.

2.2 Normierung

Unter der Normierung eines standardisierten Testverfahrens versteht man die Erhebung einer Normstichprobe. Dies ist eine entsprechend große Stichprobe, die repräsentativ für die angestrebte Zielgruppe ist. Zur Stichprobengewinnung gibt es mehrere Möglichkeiten, z.B. die Zufallsstichprobe, die Quotenstichprobe, die Klumpenstichprobe. Bei der Zufallsstichprobe werden aus der Grundgesamtheit aller möglichen Personen per Zufall die Versuchspersonen ausgewählt (z.B. jede 10. Telefon-Nummer eines bestimmten Gebiets). Bei der Klumpenstichprobe wird ein natürlich vorkommender „Klumpen", z.B. eine komplette Schulklasse, untersucht. Die Quotenstichprobe ist die am häufigsten verwendete Methode. Anhand von verschiedenen Kriterien – wie z.B. Alter, Geschlecht, kultureller Zugehörigkeit, sozialer Schicht – wird die Grundgesamtheit in möglichst homogene Gruppen aufgeteilt, z.B. Halbjahresabstände bei Kindern. In jeder Gruppe sollten dann mindestens 50 Versuchspersonen untersucht worden sein, um eine sinnvolle Basis für die Normierung zu erhalten. So kommt es zustande, dass die Normstichprobe der einzelnen Testverfahren sehr unterschiedlich groß sein kann. So erscheint die Gruppe der getesteten Kinder beim DTVP-2 mit 1.972 im Vergleich zum MOT 4 - 6 mit 1.400 Kindern als eher groß, wobei der DTVP-2 mit 11 Altersgruppen im Vergleich zum MOT 4 - 6 mit 6 Altersgruppen ein breiteres Altersspektrum umfasst und deshalb auch eine größere Normstichprobe erfordert. Noch deutlicher wird es im Vergleich hierzu mit dem TSI. Die Normierung dieses Tests erfolgte an 139 Kindern, umfasst jedoch auch lediglich 2 Bewertungsaltersgruppen.

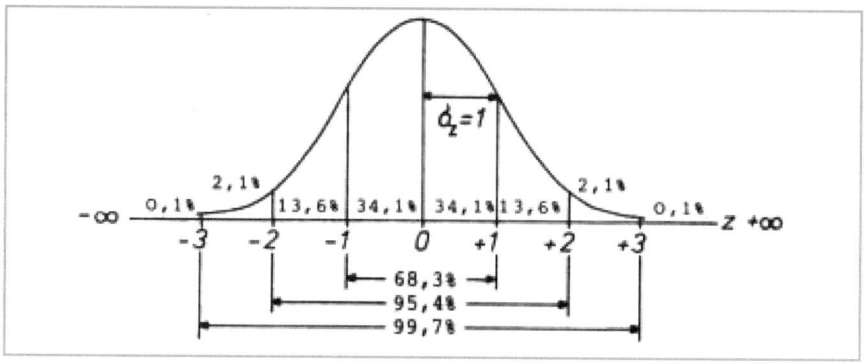

Tabelle 3: Gauß'sche Normalverteilung

Die Berechnung der aus der Normierung gewonnenen Normwerte erfolgt anhand der Normalverteilung, der Gauß'schen Glockenkurve. Sie ist eine wichtige Bezugsgröße für statistische Berechnungen.

Die erhaltenen Rohwerte der einzelnen Versuchspersonen werden anhand der vergleichbaren Gruppe der Normstichprobe in verschiedene Normwerte z.B. IQ-Werte (100 ± 15), Standard-Werte (100 ± 10) oder T-Werte (50 ± 10) umgerechnet (s. Tabelle 4).

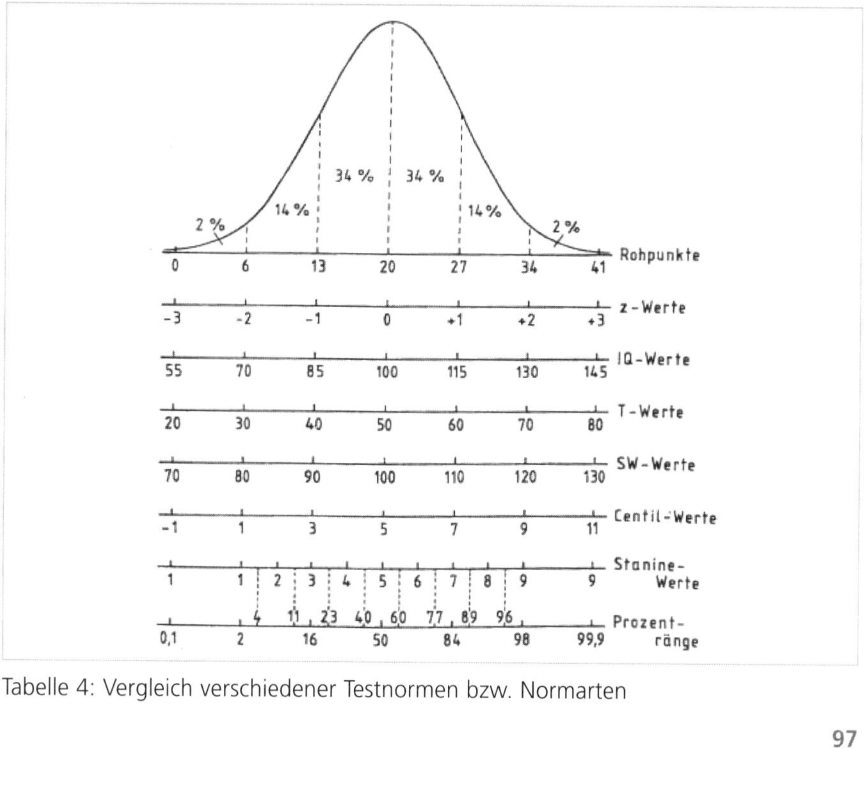

Tabelle 4: Vergleich verschiedener Testnormen bzw. Normarten

Im Folgenden sollen nun die einzelnen Testgütekriterien ausführlich beschrieben werden. Für eine sinnvolle Anwendung, Auswertung und Interpretation der einzelnen Testverfahren ist es unbedingt wichtig, sich mit diesen auseinander zu setzen.

> Ein Testverfahren sollte als Hauptgütekriterium drei Forderungen erfüllen:
> 1. Es soll objektiv sein
> 2. Es soll valide sein
> 3. Es soll reliabel sein
>
> Daran schließen sich vier Nebengütekriterien als bedingte Forderungen:
> 4. Es soll normiert sein
> 5. Es soll vergleichbar sein
> 6. Es soll ökonomisch sein
> 7. Es soll nützlich sein

2.3 Objektivität

Unter Objektivität eines standardisierten Testverfahrens verstehen wir den Grad, in dem die Ergebnisse eines Tests unabhängig vom Untersucher sind. Objektiv ist ein Verfahren, wenn sowohl die Durchführung als auch die Auswertung und die Interpretation vom individuellen Einfluss des Testleiters unabhängig sind. Aus diesem Grund müssen die Durchführungsbestimmungen und Anweisungen klar und eindeutig formuliert sein. Nur so ist gewährleistet, dass bei der Testdurchführung wirklich die Fähigkeiten des einzelnen Kindes gemessen werden und im Ergebnis dann zum Ausdruck kommen. Wäre diese Objektivität nicht gegeben, könnten die Ergebnisse nicht miteinander verglichen werden und die Testergebnisse wären sehr beliebig. Dies ist auch der Hintergrund, weshalb es wichtig ist, sich als Therapeutin an die Vorgaben im Handbuch zu halten.
In der Testtheorie unterscheidet man verschiedene Formen der Objektivität.

1. Durchführungsobjektivität
Um einen akzeptablen Grad an Durchführungsobjektivität zu gewährleisten, muss man versuchen, unerwünschte zufällige oder systematische Einflüsse während der Untersuchungssituation so weit wie möglich auszuschalten. Dies versucht man dadurch zu erreichen, dass man zum einen die Testanweisungen genau festlegt und zum anderen darauf achtet, dass die Testbedingungen für alle Kinder gleich sind. Bei veralteten Testverfahren erweist sich dies immer wieder als Problem, da die sprachlichen Festlegungen der Anweisungen teilweise nicht mehr den aktuell gebräuchlichen sprachlichen Ausdrucksformen entspre-

chen. So zeigte sich beim FEW die Schwierigkeit, die Durchführungsbedingungen bezüglich der Anweisungen einzuhalten (z.B. beim Wort „umreißen"). Detaillierte Hinweise zu den Durchführungsbestimmungen finden sich in den jeweiligen Handbüchern. Um eine Objektivität zu gewährleisten, müssen diese Anweisungen so genau wie möglich beachtet werden.

2. Auswertungsobjektivität
Die Auswertungsregeln eines Testverfahrens müssen so eindeutig beschrieben sein, dass verschiedene Therapeutinnen zu gleichen Ergebnissen gelangen. Der Grad der Auswertungsobjektivität hängt verständlicherweise stark von der verwendeten Aufgabenform ab. Richtig-Falsch-Aufgaben oder Mehrfachwahl-Aufgaben lassen sich völlig objektiv auswerten. Schwierigkeiten können jedoch bei der Auswertung von Aufgaben mit freier Beantwortung entstehen, da die Auswertungsschlüssel im Testhandbuch natürlich nicht alle Antwortmöglichkeiten berücksichtigen können. Auch hier zeigten sich beim FEW v.a. im Untertest Figur-Grund-Wahrnehmung große Unterschiede durch eine individuelle Auswertungspraxis.

3. Interpretationsobjektivität
Die Interpretationsobjektivität ist dann gegeben, wenn verschiedene Untersucher aus den gleichen Auswertungsergebnissen vergleichbare diagnostische Schlussfolgerungen ziehen. Um dies zu erreichen, gibt es folgende Möglichkeiten:
Das Testhandbuch enthält einen Interpretationsschlüssel oder eine Sammlung ausführlicher Interpretationsbeispiele, oder das Handbuch enthält Normen, die eine eindeutige Interpretation vorliegender Testwerte ermöglichen. Dennoch muss damit gerechnet werden, dass bei der Interpretation bestimmter Testverfahren subjektive Einflüsse des Untersuchers wirksam werden können.

2.4 Reliabilität

Unter der Reliabilität eines Tests versteht man den Grad der Genauigkeit, mit dem er ein bestimmtes Merkmal misst, d.h. die Treffsicherheit und Messgenauigkeit. Es geht hier um die Frage, wie vertrauenswürdig ein Testwert ist. Ein Test wäre demnach vollkommen reliabel, wenn die mit seiner Hilfe erzielten Ergebnisse das Kind bzw. dessen Fähigkeiten genau und fehlerfrei beschreiben würden. Testergebnisse können nur sinnvoll interpretiert werden, wenn sie für das betreffende getestete Kind auch kennzeichnend sind. Es geht also um das Problem, ob die bei einer einmaligen Testdurchführung erhaltenen Werte generalisierbar sind. Eine Antwort auf diese Frage wird durch die Reliabilitätsbestimmung ermöglicht.

Es gibt verschiedene Möglichkeiten der Reliabilitätsbestimmung.
Bei der **Retest-Methode** handelt es sich um eine zweimalige Untersuchung mit demselben Test bei denselben Personen zu verschiedenen Zeitpunkten. Als Maß für die Reliabilität dient die Korrelation zwischen den Testwerten der ersten und der zweiten Untersuchung. Als Symbol für diesen Reliabilitätskoeffizienten verwendet man die Abkürzung r_{tt} (r ist der Korrelationskoeffizient und „tt" weist darauf hin, dass die Ergebnisse zweier Tests miteinander verglichen wurden).
Probleme bei der Durchführung der Retest-Methode sind, dass man damit rechnen muss, dass Wiederholungseinflüsse (z.b. Übung, Gedächtniseinflüsse) wirksam werden und damit den Reliabilitätskoeffizienten mindern können.
Bei der **Paralleltest-Methode** ist die Voraussetzung, dass der Test in zwei parallelen Formen (Form A und Form B) vorliegt. Beide Testformen werden denselben Personen unmittelbar nacheinander oder durch ein bestimmtes Zeitintervall getrennt vorgelegt. Als Reliabilitätsmaß dient auch hier die Korrelation zwischen der 1. Testung (Form A) und der 2. Testung (Form B). Die Paralleltest-Methode wird meist als das beste Verfahren zur Reliabilitätsbestimmung bezeichnet. Aber auch hier können Wiederholungseinflüsse wirksam werden.

Voraussetzung für die **Testhalbierungsmethode** ist, dass der Test in zwei gleichwertige Hälften aufgeteilt werden kann. Dies ist jedoch nur bei homogenem Niveautest möglich.
Dabei werden verschiedene Halbierungstechniken angewandt:
Die odd-even-method bedeutet die Halbierung nach geradzahligen und ungeradzahligen Testaufgaben. Die split-half-method bedeutet die Halbierung nach Zufall oder Halbierung aufgrund der Analysedaten (z.B. nach Schwierigkeit und Trennschärfe).
Um dabei die Reliabilität bestimmen zu können, werden beide Testhälften miteinander korreliert.
Die Analyse der Interitem-Konsistenz ist eine Verallgemeinerung der Testhalbierungsmethode. Der Test wird dabei in so viele Teile aufgeteilt, wie Testaufgaben vorhanden sind.
Von einem reliablen Test erwartet man einen Zuverlässigkeitskoeffizienten zwischen 0.80 und 0.95.

Bei der **Interrater-Reliabilität** wird gemessen, ob verschiedene Testleiter mit einem bestimmten Test die gleichen Resultate erzielen.

2.5 Validität

Während es bei der Reliabilität um die formale Genauigkeit von Testwerten geht, beschäftigt sich die Validität mit der Frage, ob der Test auch das misst, was er vorgibt messen zu wollen. Valide ist ein Test also dann, wenn er das richtige Merkmal bzw. die Fähigkeit misst, d.h. wenn er die Informationen gibt, die man für die diagnostische Entscheidung von ihm erwartet. Somit hat bei der Bewertung der Gütekriterien eines Befundinstruments die Validität die größere Wichtigkeit. Wenn ein Test nicht misst, was er messen sollte, verlieren die anderen Gütekriterien (Objektivität und Reliabilität) an Wichtigkeit. So ist eine der Hauptkritiken am Frostig-Entwicklungstest die mangelnde Validität. Der FEW gibt zwar vor, die Fähigkeiten der visuellen Wahrnehmung zu testen, durch die Vermischung der Fähigkeiten der visuellen Wahrnehmung mit den Fähigkeiten der Graphomotorik ist jedoch eine Trennung der einzelnen Fähigkeiten nicht möglich. So kann es hierbei zu falschen Ergebnissen und Interpretationen kommen, da bei Kindern mit graphomotorischen Auffälligkeiten die Fehldiagnose „Störung der visuellen Wahrnehmung" gestellt werden kann. Der FEW misst also nicht das, was er vorgibt messen zu wollen und weist dadurch eine ungenügende Validität auf.

Bei der Validitätsüberprüfung unterscheidet man üblicherweise drei verschiedene Validitätsarten:
Um **Inhaltsvalidität** zu garantieren, muss der zu testende Inhaltsbereich einer sorgfältigen Analyse unterzogen werden. Eine empirische Überprüfung der Inhaltsvalidität ist nur mittels Expertenübereinstimmung möglich. Das Ausmaß der Inhaltsgültigkeit hängt demnach vom Ausmaß der Expertenübereinstimmung ab. Die inhaltliche Validierung eines Tests lässt sich nur dann beurteilen, wenn im Handbuch der genau definierte Inhaltsbereich (der Konstrukt) mitgeteilt wird und überprüft wurde, ob die ausgewählten Items für den definierten Inhaltsbereich auch repräsentativ sind. Für die Inhaltsvalidität können auch computergestützte Analyse-Programme eingesetzt werden, wie die Rasch-Analyse. Diese Programme beurteilen, ob Items zu einem Konstrukt passen und ob die Items gleichmäßig über den zu messenden Leistungsbereich verteilt sind.
Die empirische Überprüfung der **kriterienbezogenen Validität** geschieht mit Hilfe von Korrelationsstudien. Dabei werden die Ergebnisse eines Tests mit einem oder mehreren Außenkriterien korreliert. Bei zeitlich koexistentem Außenkriterium spricht man von Übereinstimmungsvalidität, bei einem zukünftigen Außenkriterium von Vorhersagevalidität. Neu entwickelte Tests werden an bereits validierten Verfahren überprüft (Übereinstimmungsvalidität), dahingegen werden z.B. Einschulungstests am späteren Erfolg validiert (Vorhersagevalidität). Zur Beurteilung der Validität wird der Validitätskoeffizient angegeben (niedrig: < 0,40, mittel 0,40 - 0,60, hoch > 0,60).

Bei der **Konstruktvalidität** wird auf ein nicht beobachtbares Merkmal, ein Konstrukt, geschlossen. Angaben zur Konstruktvalidität sind akzeptabel, wenn das zugrunde liegende theoretische Konzept explizit erläutert wird und die Beziehung des Testverhaltens zum definierten Konstrukt plausibel dargestellt wird.

3 Was sollte bei der Testdurchführung beachtet werden

Vor der Auswahl eines Befundinstruments sollte zuerst die oben beschriebene spezifische Fragestellung geklärt werden. Erst danach kann eine Auswahl der Befundinstrumente passend zur Fragestellung erfolgen. Es ist wenig sinnvoll, routinemäßig die bekannten oder gebräuchlichen Befundinstrumente anzuwenden, ebenso ist es wenig sinnvoll, die Testung nur auf einen begrenzten Bereich zu beschränken und andere wichtige Fragestellungen nicht zu berücksichtigen. Grundsätzlich gilt, dass Testverfahren nur angewendet werden sollten, wenn sie der Therapeutin ausreichend bekannt sind. In der Regel erfordern spezifische Testverfahren eine bestimmte Einarbeitungszeit. Beim Einsatz von verschiedenen Befundinstrumenten ist nicht nur das errechnete Ergebnis relevant. Genauso wichtig ist die adäquate Interpretation dieser Testergebnisse, denn nur dann kann anhand der Ergebnisse eine adäquate Therapieplanung erfolgen. Diese differenzierte Interpretation der Testergebnisse ist nur möglich, wenn das dahinter stehende Konstrukt bekannt ist. Aus diesem Grund ist für viele Verfahren ein Wissen um die ergotherapeutischen Modelle und Behandlungsverfahren sowie die Testtheorien bindend notwendig. So ist es z.B. wenig wünschenswert und sinnvoll, wenn eine Therapeutin die „Gezielten Beobachtungen" oder den SIPT durchführt, ohne Erfahrungen mit dem Therapiekonzept der „Sensorischen Integration" zu haben. Ebenso wenig ist es sinnvoll, wenn eine Therapeutin den COPM durchführt, ohne Wissen und Erfahrungen mit klientenzentriertem Arbeiten und dem Canadischen Model of Occupational Performance zu haben. Ein Wissen darum, was denn zu beobachten ist, ist hierbei die unabdingbare Notwendigkeit. Ebenso wenig macht eine Befunderhebung in diesem Bereich Sinn, wenn daraus keine entsprechend fundierte Therapie erfolgen kann. Dies gilt grundsätzlich für alle in der Liste der empfehlenswerten Verfahren aufgelisteten Befundinstrumente. So wird eine Therapeutin z.B. den ZAREKI nur Sinn bringend anwenden können, wenn sie entsprechende Erfahrungen hat, welche Voraussetzungen für die Entwicklung der Rechenfähigkeiten notwendig sind.

Um bei der Testdurchführung realistische und stimmige Ergebnisse zu erhalten, sind entsprechende Rahmenbedingungen zu beachten, die meist schon bei den verschiedenen Testverfahren vorgegeben und ausführlich beschrieben sind. Situationsbedingte Einflussfaktoren, wie z.B. die Tagesform, die An-/Abwesenheit von Bezugspersonen, die äußere Umgebung, die Beziehung zur Therapeutin, sollten unbedingt beachtet werden. Eine Testdurchführung, ohne sich der Mitarbeit und Motivation des Kindes sicher zu sein, sollte nicht erfolgen. Des Weiteren sollten die Persönlichkeitsmerkmale und Besonderheiten als Einflussfaktoren berücksichtigt werden, z.B. die Leistungsmotivation, das Störungsbewusstsein und körperliche Einschränkungen.

Wenn dies alles beachtet wird, können diese hier beschriebenen Testverfahren die ergotherapeutische Befunderhebung bereichern. Somit sind die Voraussetzungen geschaffen, eine systematische, fundierte ergotherapeutische Befunderhebung sowie eine spätere Therapieevaluation durchführen zu können. Ein wesentlicher Schritt hin zu einer professionelleren ergotherapeutischen Arbeit ist somit möglich.

Ausblick

Nun sind wir am Ende unserer Arbeit angelangt. Drei Jahre liegen hinter uns. 8 Wochenenden mit intensiven Diskussionen haben wir in dieser Zeit miteinander verbracht, verbunden mit arbeitsreichen Phasen dazwischen.

„Wenn wir gewusst hätten ...", dieser Satz war des Öfteren zu hören. Wie meist bei solchen Prozessen hatten auch wir zu Beginn noch nicht deutlich vor Augen, was am Ende das Ergebnis sein wird. Doch trotz der vielen Arbeit hat es uns Spaß und neue Erfahrungen gebracht. Spannend war dabei, den theoretischen und den praktischen Ansatz der ergotherapeutischen Arbeit zu verknüpfen. Dies war durch das Zusammentreffen von Kolleginnen mit langjährigen Erfahrungen in der praktischen Arbeit sowie im wissenschaftlichen Bereich möglich.

Unser Ausgangsziel war es, den Ist-Zustand der derzeitigen ergotherapeutischen Befunderhebung darzustellen und der Frage nachzugehen, wie sieht eine ergotherapeutische Befunderhebung in der Arbeit mit Kindern derzeit aus bzw. wie sollte sie aussehen? Bei der Zusammenstellung wurde uns immer wieder deutlich, wie wichtig eine fundierte zielgerichtete Befunderhebung für die Qualität der daraus resultierenden ergotherapeutischen Behandlung ist. Daraus ergibt sich, dass die Qualität der ergotherapeutischen Befunderhebung gesteigert werden kann, wenn die unterschiedlichen Befundinstrumente gezielt ausgewählt und eingesetzt werden. Dies erfordert von der einzelnen Therapeutin ein Wissen um die spezifischen Einsatzmöglichkeiten der einzelnen Befundinstrumente. Wir hoffen, dass wir mit der vorliegenden Arbeit hierzu beitragen können.

Immer wieder fiel es uns schwer, uns bei unseren Diskussionen auf den Ist-Zustand zu beschränken und den neueren Entwicklungen im ergotherapeutischen Bereich nicht zu große Aufmerksamkeit zu geben. In einzelnen Bereichen haben wir versucht, die Diskussion um ein neues Berufsbild im Hinblick auf neue ergotherapeutische Modelle miteinzubeziehen, doch lange konnten wir uns dem nicht hingeben, unser Zeitkontingent war beschränkt.

Nach 50 Jahren Ergotherapie in Deutschland steht die ergotherapeutische Arbeit an einer neuen Schwelle. Wir befinden uns in einem Suchprozess über unser Berufsbild, hin zu einer neuen Ausrichtung, zu mehr Qualität und Professionalität. Deshalb sehen wir mit dem Abschluss unserer Arbeit und dem Beschreiben des aktuellen Ist-Zustandes die Diskussion nicht abgeschlossen. Die Diskussion sollte unter Einbeziehung der neueren Erkenntnisse weitergeführt werden. So zeigte sich bei der vorliegenden Zusammenstellung deutlich, dass viele der beschriebenen Befundinstrumente nicht spezifisch für die ergotherapeutische Arbeit entwickelt worden sind und im deutschsprachigen Bereich Befundinstrumente fehlen, die die Handlungs- und Betätigungsfähigkeiten – das spezifisch Ergotherapeutische - messen können. Hier besteht weiterer Handlungsbedarf.

Trotz des nicht unerheblichen Aufwands an Zeit und Kraft hat uns die Arbeit in der Projektgruppe sehr viel Spaß gebracht. Wir wollen an dieser Stelle andere Kolleginnen ermuntern, sich auch auf den Weg zu machen.

In diesem Sinne: Eine erfolgreiche Zukunft für die Ergotherapie!

Danksagung

Ohne die tatkräftige Unterstützung einiger Kolleginnen hätten wir diese Arbeit nicht in dieser Form fertig stellen können. Danken wollen wir Carola Habermann, die uns als Koordinatorin der Projektgruppen bei der Expertinnenbefragung mit Rat und Unterstützung zur Seite stand. Dem DVE und vor allem Reinhild Ferber, die uns von Verbandsseite den Rücken stärkte. Bedanken möchten wir uns aber vor allem ganz herzlich bei den engagierten Kolleginnen vor Ort, ohne deren Mitarbeit die Expertinnenbefragung nicht möglich gewesen wäre.

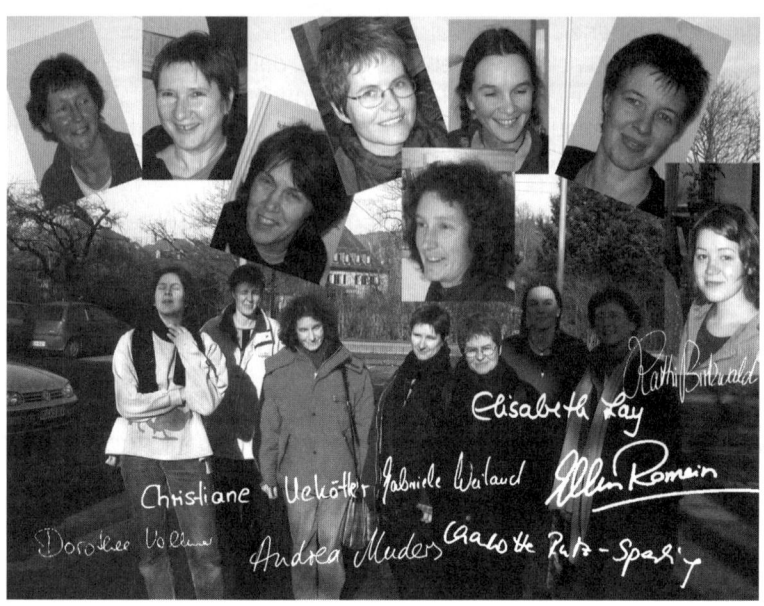

Die Mitarbeiterinnen der Projektgruppe:

Gabriele Weiland, Ergotherapeutin, Leitung der Projektgruppe, tätig in eigener Praxis mit Schwerpunkt Pädiatrie in Mannheim.
E-Mail:Gabriele.Weiland@t-online.de
Elisabeth Lay, Ergotherapeutin, Leiterin der Ergotherapie und Logopädie im Diakonissenkrankenhaus, Schwäbisch Hall. E-Mail: e.lay@gmx.de
Charlotte Rutz-Sperling, Ergotherapeutin, staatl. anerkannte Lehrkraft an der Ergotherapieschule Vivantes, Standort Wannseeschule e.V. Berlin.
E-Mail: rutz-sperling@t-online.de
Dorothee Vollmer, Ergotherapeutin, tätig in eigener Praxis in Würzburg.
E-Mail: Dorothee.Vollmer@t-online.de
Kathi Birkwald, Ergotherapeutin (Bachelor of Science Occupational Therapy), tätig in einer ergotherapeutischen Praxis in Hamburg.
E-Mail: birkwald@freenet.de
Ellen Romein, Ergotherapeutin (Master of Science Occupational Therapy), Fachbereichsleitung Ergotherapie in der Klinik Neuropädiatrie und neurologische Rehabilitation, Epilepsiezentrum für Kinder und Jugendliche in Behandlungszentrum Vogtareuth.
E-Mail: EllenRomein@gmx.net
Christiane Uekötter, Ergotherapeutin, tätig in eigener Praxis in Warendorf.
Andrea Muders, Ergotherapeutin, tätig in eigener Praxis in Kirchhundem.

Anlage 1: 67 Befundinstrumente in der pädiatrischen Ergotherapie

Titel + Art des Befundinstruments	Autor + Erscheinungsjahr + Land	untersuchte Fähigkeiten	Altersgruppe	Zeitaufwand für Durchführung + Auswertung	Bezugsadressen + Kosten	Bemerkungen
ARA Action-Research-Armtest	R. C. Lyle 1981	Armfunktion, unilateral	Keine Angaben, bislang mit Erwachsenen	Durchführung 10 - 15 min	In: Internationale Zeitschrift für Rehabilitationsforschung, 4, 1981, S. 483-492 G. Schindele Verlag Rheinstetten	Zur Feststellung der Funktion der oberen Gliedmaßen nach kortikaler Schädigung Kurze Bauanleitung und Anleitung zur Durchführung über Kinderklinik Schömberg
BSID II Bayley Scales of Infant Development Entwicklungstest	N. Bayley 2. überarbeitete Auflage 1993 USA	Drei Skalen zur Untersuchung des Entwicklungsstandes **Mental Scale:** Gedächtnis, Lernfähigkeit, Problemlösefähigkeit, frühe Zahlenkonzepte, Generalisierung, Kategorisierung, sprachliche und sozial-kommunikative Kompetenzen **Motor Scale:** Grob- und Feinmotorik **Behavior Rating Scale:** Verhalten während der Untersuchung, Erregungsniveau, Aufmerksamkeit, emotionale Regulierung	1 - 42 Monate	Durchführung 30 - 60 min Auswertung 5 min	Testzentrale Komplett ca. 1.250 € Auswertungshefte pro 25 Stück: Mental: 70 € Verhalten: 54 € Motorik: 58,50 €	Erkennen von Entwicklungsverzögerungen schon im frühen Kindesalter Dokumentieren von Fortschritten, Forschungsinstrument Keine deutsche Übersetzung und Standardisierung Kindgerechtes und motivierendes Material, gute Durchführbarkeit Problematisch bei Kindern mit Sinnesbeeinträchtigungen oder Körperbehinderungen
Befundbogen für Kinder mit juveniler chronischer Arthritis Funktionsprüfung (Dokumentation und Verlaufskontrolle)	C. von Altenbockum, M. Hibler, M. Spamer 1993 BRD	Funktion der (endgradigen) Gelenkbeweglichkeit, Funktion der Muskeln, Erfassen beginnender Achsenfehlstellungen, sekundärer Gelenkfehlstellungen und Wachstumsstörungen an Hand, Knie und Fuß	Kleinkind, Kind	Im Verlauf mehrerer Behandlungen je nach Mitarbeit des Kindes	In: C.v. Altenbockum, M. Hibler, M. Spamer, H. Truckenbrodt: Juvenile chronische Arthritis, Hans Marseille Verlag, 2. Auflage 1998, 55 f., ISBN 3-88616-055-6, 25 €	Entwickelt von Physiotherapeuten der Rheuma-Kinderklinik Garmisch-Partenkirchen

Titel + Art des Befundinstruments	Autor + Erscheinungsjahr + Land	untersuchte Fähigkeiten	Altersgruppe	Zeitaufwand für Durchführung + Auswertung	Bezugsadressen + Kosten	Bemerkungen
Beobachtungsbogen zur Bestimmung der Händigkeit teilstandardisiert	B. Sattler erste Version von 1990, aktuelle, überarbeitete Version von 2003 BRD	Überprüfung der Handdominanz	Kinder und Erwachsene	Durchführung 45 - 90 min Auswertung inkl. Videoanalyse ca. 45 min	Erste deutsche Beratungs- und Informationsstelle für Linkshänder	Beobachtungsverfahren kann in die ergotherapeutischen Sitzungen integriert werden Mit standardisierten Tätigkeitsitems Intensive Einarbeitungszeit bzw. Seminare zur Durchführung und Interpretation sind notwendig
BISC Bielefelder Screening zur Früherkennung von Lese-Rechtschreib-Schwäche	H. Jansen, G. Mannhaupt, H. Marx, H. Skowronek 2. überarbeitete Auflage 2002 BRD	Überprüfung der phonologischen Bewusstheit, visuellen Wahrnehmung, auditiven Wahrnehmung und der Interferenzneigung	Testzeitpunkt 10 oder 4 Monate vor Einschulung	Durchführung ca. 30 min Auswertung ca. 10 min	Testzentrale Manual: 29,80 € Material: 72 € Kosten/Heft: 0,55 €	Neues Verfahren inkl. darauf aufbauendem Trainingsprogramm Überprüft die Vorstufen der Entwicklung von Lese- und Rechtschreibfähigkeit
Bleistifttest Screening	D. Miske-Flemming 1977 BRD	Umgang mit Papier und Bleistift, Formen abzeichnen, Mannzeichnung, motorische Genauigkeit	4 - 7 Jahre	Durchführung 15 min	In: D. Miske-Flemming: Theorie und Methode zur Behandlung von perzeptionsgestörten Kindern, Schulz-Kirchner-Verlag, 10. Auflage 2000, ISBN 3-8248-0010-1 9,71 €	Arbeitsmaterial gut selbst zusammenstellbar Diese Art Test ist teilweise in standardisierte Tests eingefügt Grobscreening, evtl. als Erstbefund
BLN-K Berliner Luria Neuropsychologisches Verfahren für Kinder Screening-Testverfahren	K.-J Neumärker, M.-W. Bzufka 1988 DDR	Motorische Funktionen, akustisch-motorische Koordination, höhere taktile und kinästhetische, höhere visuelle, sprachliche, Gedächtnis-Funktionen, Schriftsprache, arithmetische Fähigkeiten, Denkprozesse	8 - 12 Jahre	Durchführung 160 min Auswertung quantitativ: 10 min qualitativ: aufwändig	Nicht mehr beziehbar, Autoren erwägen Überarbeitung	Verfahren wird auch in neuerer Literatur noch erwähnt Teilaufgaben für ETs aufschlussreich als nicht-standardisierte Beobachtung

Titel + Art des Befundinstruments	Autor + Erscheinungsjahr + Land	untersuchte Fähigkeiten	Altersgruppe	Zeitaufwand für Durchführung + Auswertung	Bezugsadressen + Kosten	Bemerkungen
BBT Box and Block Test of Manual Dexterity	S. Young Normierung für Kinder 1976 V. Mathiowetz Erwachsene 1985 USA	Grobe Geschicklichkeit	Normierung für 7 - 9-jährige Kinder und für Erwachsene ab 20 Jahren		In: The American Journal of Occupational Therapy, June 1985, Volume 39 Normierung bei Kindern. In: Perceptional and Motor Skills, 1976 Kurze Anleitung zur Durchführung über Kinderklinik Schömberg	Wird im Kinder-Rehabilitationsbereich auch bei körperlich und geistig schwerer beeinträchtigten Patienten verwendet Normwertvergleich quantitativer Test mit Zeitmessung, rechte und linke Hand werden getrennt beurteilt
Breuer-Weuffen Differenzierungsprobe	H. Breuer, M. Weuffen erweiterte Neuauflage 2000 BRD	Optische, phonematische und rhythmische Differenzierung	Vorschulkinder, Grundschüler der 1. und 2. Klasse	Durchführung ca. 15 min	In: H. Breuer, M. Weuffen, Lernschwierigkeiten am Schulanfang, Beltz Verlag ISBN 3-407-22079-0 15 €	Grobes Screening Erforderte weitere Testung für genaue Aussagen Für Ausbildung zu empfehlen
CPM Coloured Progressive Matrices Raven-Matrizen-Test	P. Becker, S. Schaller, A. Schmidtke 3. neu normierte Auflage 2002 Großbritannien	Sprachfreie Erfassung des allgemeinen Intelligenzpotenzials	4;9 - 11 Jahre	Durchführung 20 - 30 min	Testzentrale ca. 50 €	Auch bekannt als "Raven-Test" Einsatzmöglichkeit bei gehörlosen und nicht deutschsprachigen Kindern Am häufigsten bei Kindern mit Lernproblemen Es werden vor allem visuelle Leistungen getestet
DIAS – Diagnostisches Inventar auditiver Alltagshandlungen	D. Eggert, T. Peter 1. Auflage 1992	Differenzierung, Lokalisation und Strukturierung von auditiven Reizen	7 - 14 Jahre	Durchführung ca. 2 x 45 min	Borgmann Verlag Dortmund ISBN 3-86145-029-1	Speziell für lern- und geistigbehinderte Kinder sowie für entwicklungsauffällige Kinder entwickelt Kann in Einzelsituation oder in Kleingruppen durchgeführt werden

Titel + Art des Befundinstruments	Autor + Erscheinungsjahr + Land	untersuchte Fähigkeiten	Altersgruppe	Zeitaufwand für Durchführung + Auswertung	Bezugsadressen + Kosten	Bemerkungen
DMB Diagnostisches Inventar motorischer Basiskompetenzen	D. Eggert, G. Ratschinski 1. Auflage 1993 2. verbesserte und erweiterte Auflage 1996	Gelenkigkeit, Kraft/Ausdauer, Schnelligkeit, Gleichgewicht, taktile Wahrnehmung, auditive Wahrnehmung, Feinmotorik	7 - 10 Jahre	Durchführung ca. 2 x 45 min	Borgmann Verlag Dortmund ISBN 3-86145-123-9	Speziell für lern- und geistigbehinderte Kinder sowie für entwicklungsauffällige Kinder entwickelt Kann in Einzelsituation oder in Kleingruppen durchgeführt werden
Denver Entwicklungsscreening	Denver (DDST), 1967, revidiert 1970 von Frankenburg, Dodds USA Dt. Standardisierung von I. Flehmig u.a. 1973	Sozialverhalten, Grobmotorik, Feinmotorik, Sprache	1 Monat - 6 Jahre	Durchführung ca. 30 min	Institut für Kindesentwicklung 153 €	Grobuntersuchungsverfahren Wird vor allem von Ärzten durchgeführt
Diagnostik mit Pfiffigunde Beobachtungsverfahren	B. Cardenas 1992 7. Auflage 2000	Fein- und Grobmotorik, Perzeption, Lateralität, Körperschema, Gedächtnis	5 - 8 Jahre	Durchführung ca. 90 min	In: B. Cardenas: Diagnostik mit Pfiffigunde, Borgmann Verlag Dortmund ISBN 3-86145-237-5 20,40 €	Auch mit 3 Kindern durchführbar Vorbereitungsaufwändig und umfangreich Auch für sonderpädagogischen Bereich geeignet Hoher Aufforderungscharakter
Dichotischer Hörtest für Kinder	E. Neukomm BRD	Auditive Wahrnehmungs- und Verarbeitungsstörungen	Vorschul- und Grundschulkinder	Durchführung ca. 10 min	Enthalten in Test-CD Erhältlich über AUDIVA	Keine Standardisierung Bei Auffälligkeit oft pädaudiologische Abklärung empfohlen
DL-KE Differentieller Leistungstest KE	E. W. Kleber, G. Kleber 1974	Erfassung des Leistungsverhaltens bei konzentrierter Tätigkeit	5 - 7 Jahre	Durchführung 45 min	Testzentrale Mappe komplett 68 €	Es liegen nur grobe Altersangaben und Richtwerte vor
DL-KG Differentieller Leistungstest KG	E. W. Kleber, G. Kleber, O. Hans 2. korr. Auflage	Erfassung des Leistungsverhaltens bei konzentrierter Tätigkeit	7 - 10 Jahre	Durchführung 45 min	Testzentrale Mappe komplett 72 €	

Titel + Art des Befundinstruments	Autor + Erscheinungsjahr + Land	untersuchte Fähigkeiten	Altersgruppe	Zeitaufwand für Durchführung + Auswertung	Bezugsadressen + Kosten	Bemerkungen
DTVP-2 Developmental Test of Visual Perception 2	D. D. Hammill, N. A. Pearson, J. K. Voress 1993 USA	Visuomotorik, Nachzeichnen, Figur-Grund-Wahrnehmung, räumliche Beziehungen, Gestaltschließen, visuomotorische Geschwindigkeit, Formenkonstanz	4 - 10 Jahre	Durchführung 30 - 45 min Auswertung 15 min	Testzentrale Kosten 336 € Pro-Ed 179 $	Dt. Teilübersetzung bei Frostig-Gesellschaft erhältlich, gut durchführbar, gute Akzeptanz bei den Kindern Differenzierung zwischen (visuo)motorischem und motorisch-reduziertem Anteil s.a. ET&Reha 08/01, 09/01 und 12/02
Entwicklungsgitter Screening-Verfahren	E. J. Kiphard, H. Sinnhuber 1. Veröffentlichung 1975 2. überarbeitete Auflage 2002	Optische Wahrnehmung, Handgeschick, Körperkontrolle, Sprache, akustische Wahrnehmung	6 - 48 Monate bzw. 0 - 7;6 Jahre	Durchführung ca. 45 min	In: Kiphard: Wie weit ist ein Kind entwickelt ISBN 3-8080-0506-8 16,50 € und in: Sinnhuber: Sensomotorische Förderdiagnostik 4-7 ½ Jahre ISBN 3-8080-0469-X 22,50 € beide bei: Borgmann Verlag Dortmund	Grobes Screening-Verfahren zur Entwicklungsdiagnostik
ET 6 - 6 Entwicklungstest von 6 Monaten bis 6 Jahren	F. Petermann und I. Stein 1. Veröffentlichung 2000 BRD	Körper- und Handmotorik, Kognition, Gedächtnis, Handlungsstrategien, Kategorisieren, Körperbewusstsein, Sprachentwicklung, Sozialentwicklung, emotionale Entwicklung	6 Monate - 6 Jahre	Durchführung 20 - 60 min	Swets Test Services, Frankfurt oder Testzentrale 980 €	Neues Testverfahren, das einen großen Altersbereich abdeckt Standardisiertes Testverfahren ausführlich in ET& Reha 2/02 beschrieben
FEW Frostigs Entwicklungstest der visuellen Wahrnehmung	M. Frostig DTVP 1963 USA dt. Fassung in 9. ergänzter Auflage 2000	Visuelle Wahrnehmung (Visuomotorik, Figur-Grund-Wahrnehmung, Wahrnehmungskonstanz, Raumlage-Wahrnehmung, Wahrnehmung räumlicher Beziehungen)	4;0 - 7;11 Jahre	Durchführung 45 min Auswertung ca. 10 min	Testzentrale Preis komplett 52 €	Veraltete Version des DTVP-2

Titel + Art des Befundinstruments	Autor + Erscheinungsjahr + Land	untersuchte Fähigkeiten	Altersgruppe	Zeitaufwand für Durchführung + Auswertung	Bezugsadressen + Kosten	Bemerkungen
FMH Fertigkeitsskala Münster/Heidelberg Messinstrument zum globalen Vergleich von Krankheitsfolgen Beobachtung/ Befragung	J. E. A. Wolff, E. Däumling, A. Dirksen, A. Dabrock, M. Hartmann, H. Jürgens 1996 BRD	Fortbewegung, Essen/Trinken, Körperpflege, allgemeine Unabhängigkeit, Verständigung, Schreiben/Lesen/Rechnen	Kinder und Erwachsene	Durchführung 10 - 15 min	Beschrieben in: H. Masur (Hrsg.): Skalen und Scores in der Neurologie, 2. überarbeitete und aktualisierte Auflage 2000, ISBN 3-13-101922-0 Thieme 79,95 € Literatur: Klin. Pädiatr. 1996; 208: 294-298	Ursprünglich konzipiert für Kinder mit Hirntumoren, wurde erweitert auf den Erwachsenenbereich Auswertungskurven usw. liegen vor, sind bei Masur jedoch nicht veröffentlicht
Förderdiagnostik mit schwerstbehinderten Kindern Beobachtungsverfahren oder Befragung	A. Fröhlich, U. Haupt aktuelle Auflage von 1993 BRD	Sozialkommunikative, emotionale Fähigkeiten, Sprachverständnis, Lautäußerungen, Reaktion auf sensorische Angebote, Manipulation, Ganzkörperbewegungen, räumliches Erleben, Essen und Trinken, Umgang mit dem Kind	frühestes Entwicklungsniveau 3 - 20 Jahre	inkl. Auswertung mehrere Tage bis 1 Woche unter Einbeziehung der Eltern und Dauerbezugspersonen in gewohnter Umgebung	verlag modernes lernen Dortmund 12,80 €	Ungünstig bei Konzentrationsstörungen
FTM Frostig-Test der motorischen Entwicklung	M. Frostig 1972 USA dt. Ausgabe 1985	Auge-Hand-Koordination, Beweglichkeit, Gelenkigkeit, Kraft, Gleichgewicht	5;9 - 9;8 Jahre	Durchführung 25 min	Testzentrale 349 €	Mit Anweisung zur quantitativen und qualitativen Bewertung
GES Griffiths - Entwicklungsskalen	I. Brand und E. J. Sticker, 2. dt. erweiterte und überarbeitete Auflage 2001	Motorik, Persönlich-Sozial, Hören und Sprechen, Sehen und Handgeschicklichkeit	0 - 24 Monate	Durchführung 20 - 60 min	Testzentrale ca. 584 €	Wird häufig von Beratungsstellen, Frühförderzentren bzw. Ärzten eingesetzt

Titel + Art des Befundinstruments	Autor + Erscheinungsjahr + Land	untersuchte Fähigkeiten	Altersgruppe	Zeitaufwand für Durchführung + Auswertung	Bezugsadressen + Kosten	Bemerkungen
Gesamtprofil nach Vignos Einschätzung der Alltagsfunktionen bei Kindern mit progressiver Muskeldystrophie	P. J. Vignos, K. C. Archibald 1960	Muskelkraft, Schweregrad von Muskelkontrakturen, funktionelle Einbußen und Aktivitätsverminderung, emotionale Aspekte	Kinder	Durchführung 30 - 45 min	Beschrieben in: H. Masur (Hrsg.): Skalen und Scores in der Neurologie, 2. überarbeitete und aktualisierte Auflage 2000, ISBN 3-13-1019 22-0, Thieme 79,95 €	Englischsprachig Einfach durchzuführen
Gezielte Beobachtungen auch: Klinische Beobachtungen Beobachtungsverfahren, in manchen Fassungen teilstandardisiert	Ursprüngliche Fassung von A. Price USA	Verarbeitung der vestibulären, tiefensensiblen, taktilen und visuellen Wahrnehmung; Muskeltonus, motorisch anpassende Reaktionen, posturale Kontrolle, bilaterale Integration, Praxie, Aufgabenverständnis	ab 4 - 5 Jahren	Durchführung 30 - 45 min Auswertung 10 min bei Videoanalyse: 45 min	Zu erhalten in den SI-Grundkursen beim jeweiligen Referenten, Fassung von R. Schaefgen bei: ProPraxis 11,25 €	Erfassung von SI-Problemen Ausschluss mancher neurologischer Auffälligkeiten sowie motorischer Defizite Gute Möglichkeit zur Beobachtung der Basiswahrnehmung Voraussetzung: SI-Grundkurs auf Deutsch in verschiedenen Fassungen der SI-Lehrtherapeuten erhältlich
GMFM Gross Motor Function Measure Quantitatives Beobachtungsverfahren für Kinder mit ICP	D. Russell et al. 1989 Kanada 2. Auflage 2002	Liegen und Drehen, Sitzen, Krabbeln und Knien, Stehen, Gehen, Rennen und Springen	5 Monate - 16 Jahre	Durchführung 45 - 60 min	Manual: 75 €	Von Physiotherapeuten und Ergotherapeuten in englischer Sprache entwickelt Quantitatives Beobachtungsverfahren für Kinder mit ICP und Down-Syndrom Wird an der Uni Freiburg gerade standardisiert Beschrieben in: Bewegung und Entwicklung 3/2001
GMT Graphomotorische Testbatterie	H. Rudolf 1986 BRD	Entwicklung der Graphomotorik	4;6 und 6;11 Jahre	Durchführung ca. 45 min	Testzentrale 42,80 €	Auswertung aufwändig und wenig aussagekräftig

Titel + Art des Befundinstruments	Autor + Erscheinungsjahr + Land	untersuchte Fähigkeiten	Altersgruppe	Zeitaufwand für Durchführung + Auswertung	Bezugsadressen + Kosten	Bemerkungen
Grenzsteine der Entwicklung	R. Michaelis G. Niemann 1999	Körpermotorik, Handmotorik, Kognition, Sprache, Sozialisation	3 Monate - 5 Jahre	Durchführung 20 - 30 min	In: R. Michaelis, G. Niemann: Entwicklungsneurologie und Neuropädiatrie – Grundlagen und diagnostische Strategien, S. 62, [2]1999, ISBN 3-13-118532-5, Thieme 54,95 €	Durchführbar als Elternbefragung oder z.T. als direkte Beobachtung Erstellt für die kinderärztliche Praxis
Grobscreening	M. Hochleitner	Wahrnehmungs- und Koordinationsstörungen	4 - 6 Jahre	Durchführung ca. 20 min	Pro Praxis in SI-Kursen http://home.t-online.de/home/andreas.fischer/index.htm	Bietet nur Grobüberblick
GSS Göppinger sprachfreier Schuleignungstest	A. Kleiner 1953 Neubearbeitung von J. Poerschke 1998 BRD	Formerfassung, Feinmotorik, Erfassen von Mengen, Größen, Konzentration, Merkfähigkeit, Sprach- und Inhaltserfassung	Schulanfänger 8. Woche vor Einschulung, Erstklässler	Durchführung 35 - 40 min Auswertung 5 - 10 min	Testzentrale Manual: 36 € Kosten / Heft: 2,71 €	Schneller Überblick, gute Akzeptanz
Harris-Test der Seitendominanz	A. Harris 1955 USA	Feststellung der Hand-, Augen- und Fußdominanz	5 - 8 Jahre	20 - 30 min	New York: Psychological Corporation	Veraltet
HDT Hand-Dominanz-Test	H. J. Steingrüber G. A. Lienert 1971 BRD	Erfassung der Handdominanz und der Leistungsüberlegenheit einer Hand	6 - 10 Jahre, Einzel- und Gruppentest	10 - 15 min	Testzentrale 40 €	Bestätigt häufig nur trainierte Funktionen, nicht tatsächliche Dominanz
K-ABC Kaufman Assessment Battery for Children	A. S. Kaufman, N. L. Kaufman Niederlande, deutsche Version in 3., teilweise ergänzter Auflage 1994	ntelligenz, Skala einzelheitlichen Denkens, Skala ganzheitlichen Denkens, Fertigkeiten-Skala, Sprachfreie Skala	2;6 - 12;5 Jahre	Durchführung 60 - 120 min	Testzentrale 844 €	Anwendung durch Kinderärzte oder Psychologen

Titel + Art des Befundinstruments	Autor + Erscheinungsjahr + Land	untersuchte Fähigkeiten	Altersgruppe	Zeitaufwand für Durchführung + Auswertung	Bezugsadressen + Kosten	Bemerkungen
KgB Kieler Grafomotorischer Bogen	A. Rix 3. Auflage 2001 BRD	Graphomotorische Bewegung, Geschwindigkeit, Kraftdosierung, Steuerung der Bewegungsimpulse, Bewegungsqualität	Vorschüler und Grundschüler	Durchführung 30 - 45 min	In: A. Rix: Den Stift im Griff, 2001, ISBN 3-89358-820-5, Persen-Verlag 20,40 €	Beobachtungsbogen zur Ermittlung graphomotorischer Kompetenz Enthält ansprechendes graphomotorisches Förderprogramm
KITSI Kinder-Intensiv-Therapie Selbstständigkeits-Index	A. Wiebel-Engelbrecht 1995	Erkennen, Problemlösen, Motivation, Sicherheit, Sprechen, Interaktion, Spielverhalten, Lernen, Trinken, Essen, Hantieren, Mobilität: Bein-Becken, Kopf-Rumpf, Arm-Hand	ab 3 Jahre	Durchführung 30 min	Landesverband Bayern für Körper- und Mehrfachbehinderte e.V., Mobiler Therapeutischer Dienst, Frankfurter Ring 15, 80807 München	Mehrfachbehinderte Kinder, vor allem mit Zerebralparese Nicht validiert, nicht standardisiert Zur Erfolgskontrolle bei ganzheitlicher, interdisziplinärer Förderung der Selbstständigkeit bei Behinderten
KTK Körperkoordinationstest für Kinder	E. J. Kipard, F. Schilling 1974 BRD	Balancieren rückwärts, monopedales Überhüpfen, seitliches Hin- und Herspringen, seitliches Umsetzen	5;0 - 14;11 Jahre	30 - 45 min	Testzentrale 448 €	Normierung veraltet
LOS KF 18 Lincoln Oseretzky-Skala Kurzform	D. Eggert erste Veröffentlichung 1971, 2. Auflage 1974 BRD	Grob- und feinmotorische Entwicklung	5 - 13 Jahre	ca. 45 min	Testzentrale 89 €	Veraltet
MAP Miller Assessment for Preschoolers	L. J. Miller überarbeitete Ausgabe 1988 USA	Motorische, sensorische, kognitive Fähigkeiten	2;9 - 5;8 Jahre	Durchführung 30 - 50 min Auswertung 5 - 10 min	Testzentrale 920 €	Englischsprachig Ansprechendes Verfahren

Titel + Art des Befundinstruments	Autor + Erscheinungsjahr + Land	untersuchte Fähigkeiten	Altersgruppe	Zeitaufwand für Durchführung + Auswertung	Bezugsadressen + Kosten	Bemerkungen
MFED Münchner Funktionelle Entwicklungsdiagnostik für das 1. Lebensjahr / für das 2. + 3. Lebensjahr	T. Hellbrügge 4. korr. und erweiterte Auflage seit 1994 (1. Fassung 1975) BRD	Krabbeln und Laufen, Handgeschicklichkeit, Perzeption, Sprechen, Sprachverständnis, Selbstständigkeit, Statomotorik, Handmotorik, Wahrnehmung, Sozialverhalten	0 - 12 Monate 12 - 36 Monate	Durchführung 20 - 90 min	Testzentrale 1. Lebensjahr: 298 € 2. und 3. Lebensjahr 648 €	Material veraltet
MOT 4-6 Motoriktest für vier- bis sechsjährige Kinder	R. Zimmer, M. Volkamer 1973 Überarbeitung 1984 BRD	Gesamtkörperliche Gewandtheit und Koordinationsfähigkeit, feinmotorische Geschicklichkeit, Gleichgewichtsvermögen, Reaktionsfähigkeit, Sprungkraft, Bewegungsgeschwindigkeit und -steuerung	4;0 - 6;11 Jahre	Durchführung 45 - 60 min Auswertung 10 min	Testzentrale Test Komplett: 348 €	Behinderte Kinder bis 7 oder 8 Jahren (siehe Handbuch) Gibt auch Hinweise auf Handlungsplanung und Feinmotorik
Motor Development Test	A. S. Miller, M. D. Murphy, A. C. Jantzen 1955 USA	Handgebrauch, Essen, Ankleiden, Malen, Körperpflege (grooming)	3 Monate - 6 Jahre	Durchführung 1 - 2 Stunden qualitative u. quantitative Beurteilung	Beschrieben in: H. Masur (Hrsg.): Skalen und Scores in der Neurologie, 2. überarbeitete und aktualisierte Auflage 2000, ISBN 3-13-101922-0, Thieme 79,95 €	Z.B. für Kinder mit ICP geeignet Englischsprachig, leicht verständlich
Mottier-Test Screening Verfahren	M. Linder, H. Grissemann 2. Auflage 2000 Schweiz	Auditive Merkfähigkeit, Lautdifferenzierung, Sequenzierung	6 - 12 Jahre	Durchführung 10 - 15 min Auswertung ca. 5 min	Testzentrale Teil des Zürcher Lesetests (ZLV 4-6) 43 € in Audioform enthalten in Test-CD, AUDIVA	Sehr einfaches, gut anwendbares, kostengünstiges Verfahren Gibt einen groben Überblick über auditive Merkfähigkeit sowie Lautdifferenzierung

Titel + Art des Befundinstruments	Autor + Erscheinungsjahr + Land	untersuchte Fähigkeiten	Altersgruppe	Zeitaufwand für Durchführung + Auswertung	Bezugsadressen + Kosten	Bemerkungen
MSD Mannheimer Schuleignungs- diagnostikum	R. S. Jäger, E. Beetz, R. Erler, R. Habersang-Walter 4. korr. Auflage 1994 BRD	Motorik, Intelligenz, Konzentration, Gliederungsfähigkeit, Gedächtnis	Schulanfänger bis 14 Tage nach Schulbeginn	Durchführung 45 - 50 min	Testzentrale 28 €	
MVPT-R Motor Free Visual Perception Test	R. P. Colarusso, D. D. Hammil überarbeitete Fassung 1996 USA	Visuelle Diskrimination, Figur-Grund-Wahrnehmung, Gestaltschließen, visuelle Merkfähigkeit, Raumlage	4 - 11 Jahre	Durchführung 10 - 15 min Auswertung 5 min	Academic Therapy Publications	Da motorikfrei gut geeignet für Kinder mit Körperbehinderung
MZT Mann-Zeichen-Test	H. Ziler 1997 10. Auflage Deutschland	Zeichnung eines Mannes	6 - 14 Jahre	Durchführung 10 min	Testzentrale 8 €	Veraltet Keine qualitative Bewertung
NHPT Nine Hole Peg Test of Finger Dexterity	M. Kellor 1971 standardisiert von V. Mathiowetz	Feine Geschicklichkeit oder Fingergeschicklichkeit	ab 5 Jahre	Durchführung unter 5 min	Smith & Nephew inkl. deutscher Anleitung 73 €	Gut geeignet bei Patienten mit geringer motorischer Beeinträchtigung Beschrieben in ET & Reha 8/2002 u.a. zur Verlaufsbeschreibung Quantitative Untersuchung, zeitabhängig, hat Problem des Bodeneffekts bei schwer betroffenen Patienten Misst eine etwas andere Fähigkeit als der BBT, daher können beide auch gut gemeinsam als Ergänzung angewendet werden

Titel + Art des Befundinstruments	Autor + Erscheinungsjahr + Land	untersuchte Fähigkeiten	Altersgruppe	Zeitaufwand für Durchführung + Auswertung	Bezugsadressen + Kosten	Bemerkungen
PET Psycholinguistischer Entwicklungstest	M.J.W. Angermaier 1977 dt. Bearbeitung des Illinois Test of Psycholinguistic Abilities (Kirk, McCarthy 1968) USA	Entschlüsselung optischer und akustischer Stimuli, Assoziation von Gehörtem und von Bildern, akustisches und optisches Gedächtnis, Wortverständnis, Wörter ergänzen, Laute verbinden, Zahlenfolgegedächtnis	3 - 10 Jahre	Durchführung 1 bis 1 ½ Stunden Auswertung 20 min	Testzentrale 230 €	Bilder und Begriffe sind kulturspezifisch und teilweise veraltet Die drei Untertests "Wörter verbinden", "Laute verbinden", "Zahlenfolgegedächtnis" können zur Überprüfung von auditiven Wahrnehmungs- und Verarbeitungsstörungen auch einzeln angewandt werden
POD Prüfung optischer Differenzierungsleistungen	F. C. Sauter seit 1979	Analyse der optischen Differenzierungsleistungen, die der Schulanfänger beim Erfassen von Buchstaben, Ziffern, Wörtern und Zahlen vollbringen muss	5,0 - 7;7 Jahre	15 min	Testzentrale 29 €	Einzel- und Gruppentest Kindgerechtes Material Andere Alternative ist DTVP-2
POD-4 Prüfung optischer Differenzierungsleistungen für Vierjährige	F. C. Sauter 2001 BRD	s. oben	4;0 - 4;11 Jahre	Durchführung 15 - 30 min	Testzentrale 62 €	
Präferenz-Dominanz-Test und Leistungs-Dominanz-Test	Schilling 1973 BRD	Bestimmung der Händigkeit	Vorschul-/Schulalter	keine Angaben Durchführung geschätzt: 15 min Auswertung geschätzt: 15 min	In: Zeitschrift für Heilpädagogik, 25. Jg. 1974, Heft 3, S. 147-156	Veraltet Bekannt unter Hampelmanntest

Titel + Art des Befundinstruments	Autor + Erscheinungsjahr + Land	untersuchte Fähigkeiten	Altersgruppe	Zeitaufwand für Durchführung + Auswertung	Bezugsadressen + Kosten	Bemerkungen
Prüfung der kognitiven und sprachlichen Entwicklung mit Hilfe einer Spielsituation	R. Michaelis, G. W. Niemann BRD	Feinmotorik, Hand/Augenkoordination, rezeptive Sprache, Sprach-/Sprechfähigkeit, visuelle, taktil-kinästhetische Perzeption, Körperschema Klassifizierung einfacher / komplizierter Kategorien (Farben, Formen, Volumina, Größen), Problemstrategien, Kurzzeitgedächtnis, Konzentrationsfähigkeit, Frustrationstoleranz	Kleinkind und Vorschulalter	Durchführung 30 - 45 min	In: R. Michaelis, G. Niemann: Entwicklungsneurologie und Neuropädiatrie – Grundlagen und diagnostische Strategien, 2. überarb. und erweit. Auflage S. 59-62, 1999, ISBN 3-13-118532-5, Thieme 54,95 €	Freies und strukturiertes Beobachtungsverfahren während eines Gesprächs mit Eltern sowie einer anschließenden Spieltestsituation Entwickelt für die kinderärztliche Praxis
Remi-Pro Remissionsprofil für Kinder nach erworbener Hirnschädigung	E. Romein 2001 BRD	6 Remissionsniveaus: Schlaf/Wach, Wahrnehmung, Kommunikation, Eigenständigkeit, Gruppe, Sozial	2 - 16 Jahre	Erstdokumentation 30 min Verlauf 10 - 15 min	EllenRomein@gmx.net Handbuch wird 2003-2004 erstellt	Pro Niveau 20 - 30 Items verteilt über die Handlungsbereiche Spiel, ADL und Schule Kann über mehrere Monate/Jahre eingesetzt werden Dokumentiert den Remissionsverlauf vom Wachkoma bis zur Integration in der Schule anhand von Alltagsfähigkeiten des Kindes Hilft bei Zielsetzung in der Therapie und ist betätigungsorientiert Validierung 2003 Deutschland / Schweiz

Titel + Art des Befundinstruments	Autor + Erscheinungsjahr + Land	untersuchte Fähigkeiten	Altersgruppe	Zeitaufwand für Durchführung + Auswertung	Bezugsadressen + Kosten	Bemerkungen
SCSIT Southern California Sensory Integration Test	J. Ayres 1972 USA	Visuelle Wahrnehmung, Somatosensorische Wahrnehmung, motorische Performanz		Durchführung ca. 90 min	WPS Pro Praxis 81,80 €	Veraltete Version des SIPT Teile des Tests über Pro Praxis zu beziehen, oder bei WPS in den USA Wird in manchen SI-Grundkursen noch gelernt
SIPT Sensory Integration and Praxis Tests	J. Ayres 1991 (3. Fassung) USA	Taktile und vestibulär-propriozeptive Verarbeitung, Form- und Raumwahrnehmung und visuo-motorische Koordination, Praxie, bilaterale Integration und Sequenzierung	4;0 - 8;11 Jahre	Durchführung 2 Stunden Auswertung und Interpretation mind. 1 Std. Auswertung nur über PC möglich	Testzentrale 1.725 € pro Auswertung 37,50 €	Zeit- und kostenintensiv Differenzierte Beurteilung sowie Hinweise für die Therapieplanung bei Verdacht auf somatosensorische Probleme, Lernstörungen, etc. Entsprechende Fortbildung erforderlich
SON-R 2 ½ - 7 Snijders-Oomen nonverbaler Intelligenztest (revidiert)	P. Tellegen, M. Winkel, B. Wijnberg-Williams, J. Laros 2. überarbeitete Auflage 1997 Niederlande	Kognition 3 Handlungsaufgaben: Mosaike legen Puzzle legen Zeichenmuster nachzeichnen 3 Denkaufgaben: Kategorien bilden, Analogien bilden, Situationen erfassen	2 ½ - 7 Jahre	Durchführung 50 min Auswertung 10 min	Testzentrale Koffer 920 € Handbuch 75 € Auswertungsprogramm 55 €	Bei Sprachproblemen zur Erfassung der nichtsprachlichen kognitiven Fähigkeiten Signifikanter Unterschied in Handlungs- und Denkteil Gibt Hinweise auf ergotherapierelevante Probleme
Statusblatt für Myopathien und Muskelschwächen anderer Ursachen im Kindesalter	K. Zuppinger 1992 Schweiz	Stehen, Gehen, Sitzen, Bewegung in und aus der Rückenlage, Bewegung in und aus der Bauchlage. Im Anhang wird auf Mimik, anatomische Merkmale eingegangen	Ab Kleinkindalter	Durchführung 15 - 30 min	Beschrieben in: H. Masur (Hrsg.); Skalen und Scores in der Neurologie, 2. überarbeitete und aktualisierte Auflage 2000, ISBN 3-13-101922-0, Thieme 79,95 €	Teilstandardisierung durch Bewertung von 0 - 3 Punkten Gowers-Zeichen findet Berücksichtigung Befund- und Verlaufsdokumentation wenig differenziert, zu wenig Items pro Altersgruppe

Titel + Art des Befundinstruments	Autor + Erscheinungsjahr + Land	untersuchte Fähigkeiten	Altersgruppe	Zeitaufwand für Durchführung + Auswertung	Bezugsadressen + Kosten	Bemerkungen
TEMPA Test zur Erfassung von alltagsrelevanten Armfunktionsstörungen bei neurologischen Patienten	Desrosiers et al. 1993 Kanada	Alltagsrelevante Armfunktion, uni- und bilateral, mit Objektbenutzung	Junge Erwachsene	Durchführung 30 min inkl. Video, Auswertung anhand des Videos 30 - 45 min	veröffentlicht von Pinkowski zu beziehen aus Kanada, allerdings umständlich ca. 500 €	Für geriatrische Patienten entwickelt, inzwischen auch Normwerte für junge Erwachsene Es gibt standardisierte Normwerte für die Aufgabendauer Qualität der Alltagshandlungen wird ebenfalls beurteilt
TSFI Test of Sensory Functions in Infants	G. DeGangi, S. Greenspan 1989 USA	Reaktion auf tiefen taktilen Druck, anpassende motorische Funktionen, visuell-taktile Integration, okular-motorische Kontrolle, Reaktion auf vestibuläre Stimulation	4 - 18 Monate	Durchführung 20 min Auswertung 5 min	Pro Praxis 296,55 €	Überprüfung v. a. der Basissinnessysteme bei Säuglingen als Ergänzung zur motorischen Überprüfung
TSI DeGangi-Berk Test of Sensory Integration	G. DeGangi, R. A. Berk 1983 USA 4. Auflage 1994	Posturale Kontrolle, bilaterale Moto-Integration, Reflexintegration	3 - 5 Jahre	Durchführung 45 - 60 min	WPS Pro Praxis 296,55 €	Abklärung von Sensorischen Integrationsstörungen bei Vorschülern Gerade bei kleineren Kindern gut und leicht durchführbar
TÜKI Tübinger Luria-Christensen Neuropsychologische Untersuchungsreihe für Kinder Screening	Deegener u.a. 2. überarbeitete Auflage seit 1997 BRD	Lateralität, motorische Funktion, akustisch-motorische Koordination, kinästhetische Funktion, rezeptive und expressive Sprache, amnestische Prozesse, Denkprozesse	5 - 16 Jahre	Durchführung 120 min	Testzentrale 528 €	Grobnormen liegen vor für 5, 6-8, 9-16 Jahre
VMI Development Test of visual motor Integration	Ph. D. Beery, E. Keith dritte überarbeitete amerikanische Version 1989 USA	Visuomotorische Integration Reproduzieren von 24 geometrischen Formen	4;0 - 17;11 Jahre	Durchführung 20 min	M. D. Angus & Associates Limited 130 €	Englischsprachig Kurzversion mit groben Altersangaben gut als Screening einsetzbar Veraltete Normen

Titel + Art des Befundinstruments	Autor + Erscheinungsjahr + Land	untersuchte Fähigkeiten	Altersgruppe	Zeitaufwand für Durchführung + Auswertung	Bezugsadressen + Kosten	Bemerkungen
VSRT Visuomotorischer Schulreifetest Screening	E. Esser, R. M. Stöhr 1990 BRD	Visuomotorische Koordination Sequenzielle Anordnung	5;6 - 6;11 Jahre	Durchführung 3 - 5 min	Testzentrale 60,33 €	
WET Wiener Entwicklungstest	U. Kastner-Koller, P. Deimann 1998 Österreich	Motorik, Visuomotorik, Lernen und Gedächtnis, Kognitive Entwicklung, Sprache, sozial-emotionale Entwicklung	3 - 6 Jahre	Durchführung ca. 1 Stunde	Testzentrale 800 €	Kindgerechtes Material Hoher Aufforderungscharakter Mit Elternfragebogen
ZAREKI Zahlenverarbeitung und Rechnen bei Kindern	M. Aster 2001 BRD	Überprüfung der mentalen Repräsentation von Zahlen und Mengen	7;6 - 11;0 Jahre (2. - 4. Grundschulklasse)	Durchführung ca. 30 min	Swets Frankfurt ca. 45 €	Neues Testverfahren zur Diagnostik von Dyskalkulie im Grundschulalter Orientiert sich am Triple Code Modell von S. Dehaene
Zeichentest zur Händigkeit	Price 1954 USA	Seitendominanz der Händigkeit	keine Angaben	Durchführung 10 min	in SI-Kursen	Sehr vage Beobachtung

Anlage 2: Fragebogen in der pädiatrischen Ergotherapie

Titel + Art des Befundinstrumentes	Autor + Erscheinungsjahr + Land	Inhalte	Altersgruppe	Bezugsadressen	Bemerkungen
ADHS-Bogen	M. Döpfner, G. Lehmkuhl 2001 BRD	Diagnostik eines Aufmerksamkeitsdefizites	Schulkinder	Hogrefe-Verlag	Wird vor allem von Psychologen und Ärzten durchgeführt
CRS-R Conners Rating Scales-Revised	C. K. Conners 1996 USA	Verhaltensbeobachtungen im Elternhaus und in der Schule, zur Diagnostik von ADHD	3 - 17 Jahre	Testzentrale	Wird vor allem von Psychologen und Ärzten durchgeführt
DEF Diagnostischer Elternfragebogen Standardisiert	P. Dehmelt, W. Kuhnert, A. Zinn Fragebogen: 5. Auflage 1989, Manual: 3. Auflage 1993 BRD	Stand der allgemeinen Entwicklung, gibt Auskunft über Familienverhältnisse, körperliche und geistige Entwicklung, Erziehung und Verhaltensauffälligkeiten	5 - 13 Jahre	Testzentrale	Relativ umfangreich, ersetzt keine ergotherapeutische Anamnese und Befragung
DEF-K Diagnostischer Elternfragebogen zur taktil-kinästhetischen Responsivität Standardisiert	Ch. Kiese-Himmel, unter Mitarbeit von S. Kiefer 1989 3. veränderte Auflage 1993 BRD	Beurteilung der taktil-kinästhetischen Somatosensorik	18. - 95. Lebensmonat	Testzentrale	Ergotherapeutisches Assessment Gute Ergänzung zur Diagnostik der Wahrnehmung bei kleinen Kindern
EFKE Elternfragebogen zur kindlichen Entwicklung	G. Brandstetter, H. Siebler, H. Schneider, A. Grässle, J. Steinmacher, H. Bode 2002 BRD	Entwicklung	Kleinkind	Verlag Alexander Möckl	

Test	Autor/Jahr/Land	Zielsetzung	Altersbereich	Quelle	Bemerkungen
FPSS Fragebogen zur Erfassung praktischer und sozialer Selbstständigkeit Standardisiertes Verfahren	E. Dum, K. Huss 1979 BRD	Allgemeine Entwicklungsdiagnostik, Erfassung praktischer und sozialer Selbstständigkeit, Waschen, An-, Ausziehen, zu Bett gehen, Kontakte zu Menschen, manuelle Geschicklichkeit, Bewältigung schwieriger Situationen, Spiel mit anderen Kindern, Verhalten außer Haus	4 - 6 Jahre	Testzentrale	Verwendung im Rahmen der allgemeinen Entwicklungsdiagnostik in Kindergarten und Vorschule sowie in den ersten Schulklassen für Erzieher, Vorschullehrer, Lehrer der ersten Klasse
PERM Paderborner-Entwicklungs-Raster für Schwerstmehrfachbehinderte (mit Sehschädigung)	M. Faber, K. Rosen 1997 BRD	Feststellung des allgemeinen Entwicklung	Für alle Altersklassen	M. Faber/K. Rosen Im Sandfelde 10 33098 Paderborn Tel.: 05251-778220 Fax: 05251-778219	Gut einsetzbar im interdisziplinären Team
The Sensory Integration Observation Guide	D. Jirgal, K. Bouma 1989 Neue Version von R. Schaaf, J. Burke, M. Anzalone 1995 USA	Feststellung einer SI-Störung	Altersstufen: 0 - 12 Monate 12 - 18 Monate 18 Monate - 3 Jahre	Bei SI-Grundkursen und Aufbaukursen erhältlich, Pro Praxis, SI-Plus, www.sinetwork	Ergotherapeutisches Instrument Gute Ergänzung zur Diagnostik der Wahrnehmung bei kleinen Kindern
TIE Touch Inventory for Elementary School Aged Children Standardisierte Befragung	Ch. Royeen 1998 USA	Standardisierte Befragung zum Berührungsempfinden	6 - 12 Jahre	Ch. Royeen in A.G.Fisher, E.A. Murray, A.C. Bundy, Sensorische Integrationstherapie Springer-Verlag 1998 S. 218 ff.	Ergotherapeutisches Instrument
VBV 3 - 6 Verhaltensbeurteilungs-bogen für Vorschulkinder	M. Döpfner, W. Berner, T. Fleischmann, M. Schmidt 1993 BRD	Differenzierte Erfassung von Verhaltensauffälligkeiten auf der Grundlage des Urteils von Eltern u. Erziehern, als Screening-Instrument, Diagnoseverfahren, Therapieplanung und Kontrolle einsetzbar	3 - 6 Jahre	Testzentrale	Computergestütztes Auswertungsprogramm, wird vor allem von Psychologen verwendet

Anlage 3: Assessments aus ergotherapeutischen Modellen sowie aus betätigungsorientierten Ansätzen

Titel + Art des Befundinstrumentes	Autor + Erscheinungsjahr + Land	Inhalte	Altersgruppe	Bezugsadressen	Bemerkungen
ACIS Assessment of Communication and Interaction Skills	K. Forsyth, M. Salamy, S. Simon, G. Kielhofner, 4. Version 1995 USA	Die im Zusammenhang mit Handlung stehenden Kommunikations- und Interaktionsfähigkeiten werden evaluiert.	Jugendliche und Erwachsene	BTZ Berufliche Bildung Köln	Ergotherapeutisches Assessment
AMPS Assessment of Motor and Process Skills Interview und systematische Beobachtung	A. G. Fischer, Fourth edition, 2001 USA	Motorische und Verarbeitungsfertigkeit. Misst die Qualität und die Effektivität einer Betätigung bei Personen, die Probleme bei der Ausführung von gewünschten Betätigungen haben. Über 80 Betätigungen sind standardisiert worden, weitere kommen hinzu. Der Kontext sollte so realistisch wie möglich sein (Küche, Schlafzimmer, Garten, Wohnzimmer, etc.).	Ab 3 - 4 Jahren	hensgens@ergoamps.nl	Ergotherapeutisches Assessment. Kann nur von zertifiziertem Tester durchgeführt werden. Ein Testkurs dauert eine Woche. Danach müssen 10 Tests eingeschickt werden. Der AMPS ist noch nicht auf Deutsch übersetzt. Handbücher, Unterlagen und CD bekommt man beim Kurs.
COPM Canadian Occupational Performace Measure Halbstrukturiertes Interview	M. Law, S. Baptiste, A. Carrswell, M. A. McColl, H. Polatajko, N. Pollock 3. überarbeitete Auflage 1997 Canada Dt. Ausgabe 2003	Ausführung von Betätigungen (Selbstversorgung, Produktivität, Freizeit) und deren Veränderungen anhand eines typischen Tagesablaufs. In der Eigenwahrnehmung eines Klienten Alternativ: Eltern, Betreuer.	Ab 7 Jahren	Edition vita activa	Ergotherapeutisches Assessment. Anforderung an die Therapeutin: Fähigkeit in der Gesprächsführung, Kenntnis des klientenzentrierten Ansatzes und des zugrunde liegenden Modells CMOP.

Titel + Art des Befundinstrumentes	Autor + Erscheinungsjahr + Land	Inhalte	Altersgruppe	Bezugsadressen	Bemerkungen
COSA Children´s Occupational Self Assessment Ankreuzbogen mit Bewertungsskala Strukturiertes Gespräch über erfolgte Angaben	A. Blackwell, J. Frederico 2000 USA	Selbsteinschätzung des Kindes zu seinem Betätigungsverhalten (31 Items). Dient zur Identifizierung von Stärken und Problemen. Erstellung eines Behandlungsplans nach Werten des Kindes. Überprüfung der Effektivität der Therapie.	8 - 13 Jahre	www.uic.edu/hsc/acad/cahp/OT/ MOHOC/ assessments.html Beschrieben in: I: Pätzold: Das Children´s Occupational Self Assessment – Übersetzung und Überprüfung der Anwendbarkeit in Deutschland E-Mail: Ines.paetzold@gmx.de Bachelor Arbeit FHS Hildesheim / Holzminden / Göttingen Fachbereich Sozialpädagogik	Ergotherapeutisches Assessment. Das Handbuch wurde 2003 von J. Frederico erstellt. Anforderung an die Therapeutin: Fähigkeiten in der Gesprächsführung, Kenntnis des zugrunde liegenden Modells MOHO. Ermöglicht klientenzentriertes Arbeiten mit Kindern. Nicht geeignet für Kinder mit starkem ADHD und starken kognitiven Defiziten sowie fehlender Einsicht in Stärken und Schwächen.
Occupational Questionnaire	G. Kielhofner 1986 USA	Ein Zeitplan, auszufüllen vom Klienten, über seine üblichen Aktivitäten, in halbstündlichen Einheiten. Vermittelt Daten zu Gewohnheiten. Ausgewogenheit zwischen Aktivitäten, Selbstbild, Interesse, Wertmessungen.	Jugendliche, Erwachsene und Ältere	MOHO Clearinghouse www.uic.edu/hsc/acad/cahp/OT/ MOHOC	Ergotherapeutisches Assessment. Auswertung mit Klienten. Wird von den Klienten über einige Tage ausgefüllt.
OPHI-II Occupational Performance History Interview - 2nd Version	G. Kielhofner, T. Mallinson, C. Crawford, M. Nowak, M. Rigby, A. Henry, D. Walens, Version 2.0., 1998 USA	Betätigungskompetenz, Betätigungsidentität, Umfeld, Werte, Interessen, Rollen, Gewohnheiten.	Jugendliche ab 12 Jahren, Erwachsene und Ältere	www.uic.edu/hsc/acad/cahp/OT/ MOHOC	Ergotherapeutisches Assessment. 1. Halbstrukturiertes Interview 2. Einschätzung Betätigungsidentität, Kompetenz und Kontext, 3. Life history narrative.

Titel + Art des Befundinstrumentes	Autor + Erscheinungsjahr + Land	Inhalte	Altersgruppe	Bezugsadressen	Bemerkungen
PEDI Pediatric Evaluation of Disability Inventory	S. M. Haley, W. J. Coster, L. H. Ludlow, T. Jane, J. T. Haltiwanger, P. J. Andrellos Version 1.0, 1992 USA	Ein Untersuchungsverfahren zur Messung der Fähigkeiten und Leistungen in den Bereichen Selbstständigkeit, Mobilität und Soziale Funktionen. Ebenfalls wird die Unterstützung durch Bezugspersonen sowie die Häufigkeit/Art benötigter Hilfsmittel erfasst.	6 Monate - 7,6 Jahre	Pediatric Evaluation of Disability Inventory (PEDI). Development, Standardisation, and Administration Manual. Herausgeber: PEDI Research Group. Center for Rehabilitation Effectiveness. Sargent College of Health and Rehabilitation Sciences, Boston University, 635 Commonwealth Avenue, Boston MA 02215 1605, USA.	Von Therapeuten und Ärzten entwickelt. Deutsche Version noch nicht auf dem Markt, wird im Moment übersetzt. Gut einsetzbar von multidisziplinären Teams und Ergotherapeuten, die mit körperlich und geistig behinderten Kindern arbeiten. Deckt hauptsächlich den Bereich „Selbstversorgung" von den drei Alltagsbereichen Spiel, Selbstversorgung und Produktivität ab. Es gibt aber einige Items über Spiel und Produktivität.
PVQ Pediatric Volitional Questionnaire	R. Geist, G. Kielhofner 1998 USA	Volition oder Motivation (Selbstbild, Werte und Interessen). Einfluss der Umwelt auf die Volition. Kinder, die nicht äußern können, was für sie wichtig ist. Strukturierte Beobachtung von freiem Spiel in einer für das Kind natürlichen Umgebung.	2 - 6 Jahre	The Model of Human Occupation Clearinghouse, www.uic.edu/hsc/acad/cahp/OT/MOHOC	Ergotherapeutisches Assessment. 15 - 30 min Beobachtungszeit, in 3-4 verschiedene Situationen. Einzel- oder Gruppensituationen. Auswertungszeit ca. 10 min pro Beobachtung.
Rollencheckliste	F. Oakley 1984 USA	Die Person kann auf einer Liste angeben, welche Rollen für sie zutreffen Teil 1: Hauptrollen, Teil 2: das Ausmaß, in welchem die Person die jeweilige Rolle wertschätzt.	Jugendliche, Erwachsene und Ältere	MOHO Clearinghouse www.uic.edu/hsc/acad/cahp/OT/MOHOC	Ergotherapeutisches Assessment.

Titel + Art des Befundinstrumentes	Autor + Erscheinungsjahr + Land	Inhalte	Altersgruppe	Bezugsadressen	Bemerkungen
SFA School Function Assessment	W. Coster, T. Deeny, J. Haltiwanger, S. Haley 1998	Identifiziert Aktivitätsbereiche in der Schule: Unterrichtsraum, Mobilität zur Schule, Mobilität in der Schule, Essen/Trinken, Toilette und Pausenzeit. Problembereiche werden identifiziert anhand eines Vergleiches der Wünsche von Klassenkameraden und Wünschen des Kindes zur Teilnahme.	Schulalter	San Antonio, TX: Psychological Corporation	Ergotherapeutisches Assessment. Ist noch nicht auf Deutsch übersetzt worden, ist aber für Ergotherapeuten, die in und mit Schulen arbeiten, ein viel versprechendes Verfahren. Deckt den Bereich „Produktivität" zum größten Teil von den drei Alltagsbereichen Spiel, Selbstversorgung und Produktivität ab.
SSI School Setting Interview Halbstrukturiertes Interview	H. Hemmingsson, L. Borell 1994 Schweden	Beurteilt, ob die Schulumgebung zu einem Schüler passt, und kann notwendige Anpassungen im Schulkontext aufdecken. Interview für Schüler mit motorischen Problemen. Ziel ist, die Partizipation im Schulalltag zu verbessern.	Kinder im Schulalter mit körperlichen Einschränkungen	Adjustments in the School Setting – the development of an interview guide. Department of Neuroscience and Locomotion, Faculty of Health Science, Linköping, Schweden	Ergotherapeutisches Assessment.
TOP Test of Playfulness	A. C. Bundy 1997 USA	Dieser Test beurteilt, ob und wie ein Kind spielt (nicht die Spielentwicklung). Eigenmotivation, Kontrolle über die Spielsituation und die Möglichkeit, die Realität auszuschließen sind die drei Basiselemente.	18 Monate - 10 Jahre	A. C. Bundy, Play and playfulness – what to look for, in: L. D. Parham / L. S. Fazio: Play in Occupational Therapy for Children, Mosby Verlag, Dt. Übersetzung: K. Löffler, konstanze.loeffler@gmx.de	Ergotherapeutisches Assessment. Wird demnächst auf Deutsch erscheinen. Deckt den Bereich Spiel von den drei Alltagsbereichen Spiel, Selbstversorgung und Produktivität ab.

Titel + Art des Befundinstrumentes	Autor + Erscheinungsjahr + Land	Inhalte	Altersgruppe	Bezugsadressen	Bemerkungen
VQ Volitional Questionnaire Fragebogen zur Volition (FV)	C. G. de las Heras, R. Geist, G. Kielhofner, Version 3.0, 1997 USA Dt. Übersetzung: B. Dehnhardt	Volition oder Motivation (Selbstbild, Werte und Interessen). Einfluss der Umwelt auf die Volition. Personen, die Probleme haben, sich auszudrücken, um herauszufinden, was für sie wichtig ist. Realistische Kontexte wie Küche, Wohnzimmer, Garten, Arbeitsplatz um Motivationsaspekte von ADL, Freizeit oder Arbeit zu beurteilen.	Kinder über 6 Jahre, Jugendliche, Erwachsene, Ältere (speziell mit geistiger oder psychischer Behinderung, Schädelhirntrauma)	The Model of Human Occupation Clearinghouse, www.uic.edu/hsc/acad/cahp/OT/MOHOC Dt. Übersetzung: BTZ Berufliche Bildung Köln	Ergotherapeutisches Assessment.

129

Anlage 4

Angaben zur beruflichen Situation der Expertinnen

Institution		
Keine Angaben	2	9,0 %
Praxis für Ergotherapie	13	59,0 %
Kindergarten	1	4,5 %
Schule	2	9,0 %
Wohnheim	1	4,5 %
Krankenhaus	3	14,0 %

Arbeitsschwerpunkte (Mehrfachnennungen waren möglich)

Kinder und Jugendliche mit
- SI-Störungen, Wahrnehmungsstörungen
- Schulprobleme
- ADS
- LRS
- Dyskalkulie
- Verhaltensauffälligkeiten
- Entwicklungsverzögerung
- Neurologische Erkrankungen, SHT
- Körperliche Behinderung, ICP, Muskelerkrankungen
- Geistige Behinderung
- Psychische Auffälligkeiten, Autismus
- Neurologische Frührehabilitation
- Neuropädiatrie
- Ergotherapeutische Diagnostik

Teilgenommene Fortbildungen, Zusatzausbildungen

Von den 22 Befragten wurden folgende Fortbildungen, Kurse, Seminare angegeben (Mehrfachnennungen waren möglich), ohne Berücksichtigung der Dauer der Fortbildung

7	Affolter
12	Bobath
1	Castillo-Morales
1	Cyriax-Hand-Kurs
1	Dyskalkulie
1	FBL
1	Feldenkrais
1	FOTT
1	Fred Warnke
1	Frostig
1	Gestalttherapeutisch orientierte Supervision
1	Gestaltungstherapie
1	Graphomotorik
1	Johnstone Kurs
1	Musiktherapie
2	Perfetti
1	Pertra
1	Piaget
6	Psychomotorik
1	Psychotherapie
18	SI-Therapie
2	Systemische Familientherapie
1	Tanztherapie
1	Tomatis-Therapie
1	Trampolinkurs, Motopädagogik
1	Unterstützte Kommunikation
1	Zentrale Hörstörung

Anlage 5

Fragebogen 1

In der Anlage finden Sie eine Liste von 54 verschiedenen Verfahren, die in der pädiatrischen Diagnostik angewendet werden.
Bitte kreuzen Sie an, ob Sie diese Verfahren kennen, kaum kennen oder nicht kennen. Geben Sie auch an, ob Sie den Test in Ihrer täglichen Praxis durchführen.

Bewerten Sie die einzelnen Verfahren bitte anhand der Scala von 1 bis 5 und kreuzen Sie die für Sie zutreffende Ziffer an (1 sehr gut, 2 gut, 3 befriedigend, 4 ausreichend, 5 mangelhaft).
Bitte geben Sie an, wie oft dieses Verfahren durchschnittlich von Ihnen angewendet wird und kreuzen Sie die entsprechende Ziffer in der Scala von 1 bis 5 an (1 gar nicht bis 5 regelmäßig).

In der letzten Spalte können Sie die für Sie wichtigen Bemerkungen zu den einzelnen Verfahren notieren.

Nr.	a			b	c	d	e	f
	kenne ich nicht	kenne ich kaum	kenne ich gut	führe ich durch	Bewertung der Praktikabilität (z.B. Einarbeitung, Durchführung, Auswertung)	Bewertung der Relevanz für die Therapieplanung	Häufigkeit der Anwendung bzgl. der spezifischen Fragestellung	Bemerkungen
1					1 2 3 4 5	1 2 3 4 5	1 2 3 4 5	
2					1 2 3 4 5	1 2 3 4 5	1 2 3 4 5	
3					1 2 3 4 5	1 2 3 4 5	1 2 3 4 5	
usw. bis ... 54								

Bitte beantworten Sie die folgenden Fragen. Falls Ihnen der Platz nicht ausreichen sollte, verwenden Sie bitte ein separates Blatt und versehen Sie den Kommentar mit der zutreffenden laufenden Nummer.

1	Welche Verfahren aus der beiliegenden Liste halten Sie für die ergotherapeutische Befundung in der Pädiatrie für sehr empfehlenswert?	Begründung:
2	Welche weiteren empfehlenswerten deutschsprachigen Instrumente zur Befunderhebung für Kinder kennen Sie bzw. verwenden Sie? Für welche Altersgruppe werden die Instrumente empfohlen?	Literaturangaben zu jedem Assessment
3	Kennen Sie Befundinstrumente aus dem Erwachsenenbereich, die auch für Kinder anwendbar sind? Wenn ja, welche? Für welche Altersgruppe können die Instrumente angewendet werden?	Literaturangaben zu jedem Instrument
4	Arbeiten Sie in der Pädiatrie mit Assessments der neuen konzeptionellen Praxismodelle? (MOHO, COPM u.Ä.) Wenn ja, mit welchen? Für welche Altersgruppe werden die Instrumente empfohlen?	Literaturangaben
5	Verwenden Sie Pädiatrie-Befundinstrumente, bei denen ICF-(ICIDH-2) Kriterien berücksichtigt werden? Wenn ja, welche? Für welche Altersgruppe werden die Instrumente empfohlen?	Literaturangaben
6	Bitte beschreiben Sie kurz Ihre Vorgehensweise bei der ergotherapeutischen Befunderhebung (Anzahl der Therapieeinheiten, Gewichtung von Anamnese, Elterngespräch, Beobachtungen, Fragebogen und Testverfahren)	

Bitte beantworten Sie uns zum Schluss noch folgende Fragen:

In welcher Institution/Einrichtung arbeiten Sie zurzeit?

Wie lange Berufserfahrung haben Sie im pädiatrischen Bereich?

Welche Zusatzausbildungen haben Sie im Laufe der Jahre erworben?

Bitte beschreiben Sie kurz Ihren derzeitigen Arbeitsschwerpunkt bzw. mit welchem Klientel Sie hauptsächlich arbeiten:

So, nun sind wir endlich am Schluss angekommen. Ihnen nochmals vielen Dank für Ihre Mühe und Mitarbeit.

Anlage 6

Fragebogen 2

In unserer ersten Fragerunde haben Sie die von uns zusammengestellten 54 Verfahren bewertet.
In der Anlage finden Sie heute eine Liste von 17 Verfahren aus der Gesamtliste, die wir in dieser zweiten Fragerunde von Ihnen bewertet haben möchten. Die Ihnen vorliegende Liste von 17 Verfahren entstand aus den von Ihnen in der ersten Fragerunde am häufigsten genannten Verfahren der Rubriken 'Therapierelevanz' und 'Häufigkeit' sowie einigen von uns hinzugefügten Verfahren.

Mit dieser zweiten Fragerunde möchten wir ermitteln, welche Verfahren wir als „empfehlenswert" deklarieren können. Diese Auflistung der empfehlenswerten Verfahren sollte eine umfassende und qualifizierte ergotherapeutische Befunderhebung in den wesentlichen Arbeitsbereichen der pädiatrischen Arbeit ermöglichen. Aufgenommen werden sollten jedoch nur anerkannte Befundungsverfahren, keine groben Screening-Verfahren.

Wir bitten Sie, die **Fragen 1-3** mit dem Fokus auf Ihre **derzeitige** Befunderhebung in Ihrem Arbeitsgebiet gerichtet zu bewerten.

Bei der **Frage 3** bitten wir Sie, unsere Erläuterungen und Bemerkungen zu den einzelnen Verfahren zu berücksichtigen und die Verfahren anhand dieser zu bewerten.

Bei der **Frage 4** sollten Sie den Fokus weg von Ihrem spezifischen, eigenen ergotherapeutischen Aufgabengebiet hin auf **umfassende, alle wesentlichen Bereiche der ergotherapeutischen Arbeit in der Pädiatrie** betreffende Bereiche richten.

Die Fragen 1 und 2 sind sowohl in der 1. Zeile als auch in den Aufzählungen durch Ankreuzen zu beantworten, Frage 3 durch Ankreuzen der Aufzählungen, Mehrfachnennungen bei 1-3 sind möglich.
Bei Frage 4 vergeben Sie bitte Punkte:
2 = dieses Verfahren muss in die Liste;
1 = kann eventuell in die Liste;
0 = soll nicht in die Liste.

Vielen Dank für Ihre Mitarbeit.

Frage 1: Bewertung bitte mit dem Fokus gerichtet auf Ihre derzeitige Befunderhebung in Ihrem Arbeitsgebiet

Verfahren:	1	2	3	4	5	6	7	8	9	10	11	12	13	14	15	16	17
Wende ich an,																	
• da die Relevanz für die Therapieplanung und Verlaufskontrolle hoch ist																	
• da die Durchführung und Auswertung gut zu handhaben ist																	
• da es die beste Alternative in diesem Bereich ist																	

Frage 2: Bewertung bitte mit dem Fokus gerichtet auf Ihre derzeitige Befunderhebung in Ihrem Arbeitsgebiet

Verfahren:	1	2	3	4	5	6	7	8	9	10	11	12	13	14	15	16	17
Wende ich nicht an,																	
• da ich es nicht ausreichend kenne																	
• da es nicht meinen Arbeitsbereich betrifft																	
• da zu aufwändig oder zu teuer																	
• da zu wenig aussagekräftig																	

Frage 3: Bewertung bitte unter Berücksichtigung der Bemerkungen in der Tabelle zu den einzelnen Verfahren

Verfahren:	1	2	3	4	5	6	7	8	9	10	11	12	13	14	15	16	17
• Ich sehe für dieses Verfahren auch zukünftig keine Verwendung																	
• Das Verfahren könnte meine Befundung spezifizieren / bereichern																	
• Ich möchte das Verfahren kennen lernen																	
• Ich habe eine bessere Alternative (bitte auf der Rückseite ggf. unter Bezug auf die lfd. Nummer vermerken, welches Verfahren Sie vorziehen)																	

Frage 4: Bei dieser Frage bitte die Bewertung mit dem Fokus auf eine umfassende, alle wesentlichen Bereiche der ergotherapeutischen Arbeit in der Pädiatrie betreffenden Bereiche richten

Verfahren:	1	2	3	4	5	6	7	8	9	10	11	12	13	14	15	16	17
Bewertung: 2, 1 oder 0																	

2 = dieses Verfahren muss in die Liste; 1 = kann eventuell in die Liste; 0 = soll nicht in die Liste

Frage 5: Sind Sie mit der Liste der empfehlenswerten Verfahren zufrieden, oder gibt es aus Ihrer Sicht Verfahren, um die diese Liste noch unbedingt ergänzt werden müsste?

Verfahren: _____

Anlage 7

Bezugsadressen

Academic Therapy Publications
20 Commercial Boulevard
Novato, CA 94949

Phone: 0111 / 800 422 / 7249
FAX: 0111 / 888 287 / 9975

E-Mail: sales@academictherapy.com
www.academictherapy.com

AUDIVA GmbH
Behlenstr. 3
D-79400 Kandern-Holzen

Tel.: 07626 / 9779-0
Fax: 07626 / 9779-11

E-Mail: Info@audiva.de
www.audiva.de

BTZ Berufliche Bildung Köln GmbH
Edition vita activa (Studien und Materialien zur Ergotherapie)
Vogelsanger Str.193
50825 Köln

Tel: 0221 / 95440028

E-Mail: vita-activa@btz-koeln.de
www.aha-netz.de/vitaactiva.htm

CanChild Centre for Childhood Disability Research
Institute for Applied Health Sciences
McMaster University
1200 Main Street West (Room 408)
Hamilton, Ontario
Canada L8N 3Z5

Phone: 0111 / 905 525 / 9140 (Ext. 27850)
Fax: 0111 / 905 522 / 6095

E-Mail: canchild@mcmaster.ca
www.fhs.mcmaster.ca

Erste deutsche Beratungs- und Informationsstelle für Linkshänder und umgeschulte Linkshänder e.V.
Sendlinger Str. 17
80331 München

Tel. 089 / 26 86 14
E-Mail: info@lefthander-consulting.org
www.lefthander-consulting.org

Prof. Dr. rer.nat Andreas Fischer
E-Mail: andreas-fischer@t-online.de
http://home.t-online.de/home/andreas-fischer/index.htm
http://home.t-online.de/home/andreas-fischer/12punkte.htm

IKE - Institut für Kindesentwicklung
Mexikoring 33
22297 Hamburg

Tel.: 040 / 632 50 55
Fax: 040 / 632 58 75

E-Mail: webmaster@ike-kindesentwicklung.de
www.ike-kindesentwicklung.de

Ines Pätzold
E-Mail: ines.paetzold@gmx.de

Internationale Frostig-Gesellschaft e.V.
Berner Straße 10
D-97084 Würzburg
Tel. / Fax: 0931 / 661355
www.frostig-gesellschaft.de

M.D. Angus & Associates Limited.
Canadian address:
2nd flr., 2639 Kingsway Ave.
Port Coquitlam, BC
Canada V3C 1T5

US address:
1574 Gulf Rd.
Point Roberts
WA 98281

Phone: 0111 / 604 464 / 7919
Fax: 0111 / 604 941 / 1705

E-Mail: mdangus@psychtest.com
www.psychtest.com

Pearson Assessments
5601 Green Valley Drive
Bloomington, Minnesota 55437

Phone: 0111 / 800 627 / 7271, ext. 3225
Fax: 0111 / 800 632 / 9011

E-Mail: pearsonassessment@pearson.com
www.pearsonassessments.com

PRO-ED, Inc.
8700 Shoal Creek Boulevard
Austin, Texas 78757-6897

Phone: 0111 / 800 897 / 3202
Fax: 0111 / 800 397 / 7633

E-Mail: feedback@proedinc.com
www.proedinc.com

Pro Praxis
Malsleben Nr. 5
D-29468 Bergen

Tel.: 05842 / 9883-0
Fax: 05842 / 1288

E-Mail: Propraxis@wendland-net.de
www.propraxis24.de

Schulz-Kirchner Verlag GmbH
Mollweg 2, 65510 Idstein
Postfach 1275, 65502 Idstein

Tel.: 06126 / 93 20 0
Fax: 06126 / 93 20 50

E-Mail: info@schulz-kirchner.de
www.schulz-kirchner.de

Smith & Nephew GmbH
Medical Division
Max-Planck-Str. 1-3
34253 Lohfelden

Tel.: 0561 / 951 40
Fax: 0561 / 9514 270

www.smith-nephew.com

Swets Test Services GmbH
Mainzer Landstraße 625-629
65933 Frankfurt am Main

Tel.: 069 / 633 988 - 0
Fax: 069 / 633 988 - 77

E-Mail: info@swetstest.de
www.swetstest.de

Testzentrale Göttingen
Robert-Bosch-Breite 25
37079 Göttingen
Postfach 3751
37027 Göttingen

Tel.: 0551 / 50688-0/-14/-15/-16
Fax: 0551 / 50688-24

E-Mail: testzentrale@hogrefe.de
www.testzentrale.de

Verlag für Gerontologie
Alexander Möckl
Argomstr. 2
D-86153 Augsburg

Tel.: 0821 / 563080
Fax: 0821 / 555707

verlag modernes lernen Borgmann KG
Hohe Straße 39
44139 Dortmund

Tel.: 0180 / 534 01 30
Fax: 0180 / 534 01 20

E-Mail: info@verlag-modernes-lernen.de
www.verlag-modernes-lernen.de

WPS
Western Psychological Services
12031 Wilshire Blvd.
Los Angeles, CA 90025-1251
U.S.A.

Phone: 0111 / 310 478 / 2061
Toll Free in U.S. and Canada:
0111 / 800 648 / 8857
Fax: 0111 / 310 478 / 7838

E-Mail: custsvc@wpspublish.com
www.wpspublish.com

Webseite MOHO
www.uic.edu/ahp/OT/MOHOC

Gesamtverzeichnis aller Befundinstrumente

ACIS Assessment of Communication and Interaction Skills	Forsyth, K.; Kielhofner, G.; Salamy, M.; Simon, S.	125
ADHS-Bogen	Döpfner, M.; Lehmkuhl, G.	123
AMPS Assessment of Motor and Process Skills	Fischer, A.G.	125
ARA Action-Research-Armtest	Lyle, R.C.	107
BSID II Bayley Scales of Infant Development	Bayley, N.	107
Befundbogen für Kinder mit juveniler chronischer Arthritis	Altenbockum v., C.; Hibler, M.; Spamer, M.	107
Beobachtungsbogen zur Bestimmung der Händigkeit	Sattler, J.B.	38, 108
BLN-K Berliner Luria Neuropsychologisches Verfahren für Kinder	Neumärker, K.-J.; Bzufka, M.-W.	108
BISC Bielefelder Screening zur Früherkennung von Lese-Rechtschreib-Schwäche	Jansen, H.; Mannhaupt, G.; Marx, H.; Skowronek, H.	39, 108
Bleistifttest	Miske-Flemming, D.	108
BBT Box and Block Test of Manual Dexterity	Young, S.; Mathiowetz, V.	109
Breuer-Weuffen Differenzierungsprobe	Breuer, H.; Weuffen, M.	109
COPM Canadian Occupational Perfomance Measure	Law, M.; Baptiste, S.; Carrswell A.; McColl, M.A.; Polatajko, H.; Pollock, N.	125
COSA Children's Occupational Self Assessment	Blackwell, A.; Frederico, J.	126
CPM Coloured Progressive Matrices Raven – Matrizen-Test	Becker, P.; Schaller, S.; Schmidtke, A.	109
CRS-R Conners Rating Scales-Revised	Conners, C.K.	123
Denver Entwicklungsscreening	Denver, Frankenburg, Dodds, Flehmig, I.	110

DEF Diagnostischer Elternfragebogen	Dehmelt, P.; Kuhnert, W.; Zinn, A.	123
DEF –TK Diagnostischer Elternfragebogen zur taktil-kinästhetischen Responsivität	Kiese-Himmel, Ch.	123
Diagnostik mit Pfiffigunde	Cardenas, B.	110
DIAS – Diagnostisches Inventar auditiver Alltagshandlungen	Eggert, D.; Peter, T.	109
Dichotischer Hörtest für Kinder	Neukomm, E.	110
DL-KE Differentieller Leistungstest KE	Kleber, E.W.; Kleber, G.	110
DL-KG Differentieller Leistungstest KG	Kleber, E.W.; Kleber, G.; Hans, O.	110
DMB Diagnostisches Inventar motorischer Basiskompetenzen	Eggert, D.; Ratschinski, G.	110
DTVP-2 Developmental Test of Visual Perception 2	Hammill, D.D.; Pearson, N.A.; Voress, J.K.	40, 111
EFKE Elternfragebogen zur kindlichen Entwicklung	Brandstetter, G.; Siebler, H.; Schneider, H.; Grässlie, A.; Steinmacher, J.; Bode, H.	123
ET 6 – 6 Entwicklungstest von 6 Monaten bis 6 Jahren	Petermann, F.; Stein, I.	41, 111
FEW Frostigs Entwicklungstest der visuellen Wahrnehmung	Frostig, M.	111
FMH Fertigkeitsskala Münster/ Heidelberg, Messinstrument zum globalen Vergleich von Krankheitsfolgen	Wolff, J.E.A.; Däumling, E.; Dirksen, A.; Dabrock, A.; Hartmann, M.; Jürgens, H.	112
Förderdiagnostik mit schwerstbehinderten Kindern	Fröhlich, A.; Haupt, U.	112
FPSS Fragebogen zur Erfassung praktischer und sozialer Selbständigkeit	Dum, E.; Huss, K.	124
FTM Frostig-Test der motorischen Entwicklung	Frostig, M.	42, 112
GES Griffiths – Entwicklungsskalen	Brand, I.; Sticker, E.J.	112

Gesamtprofil nach Vignos Einschätzung der Alltagsfunktionen bei Kindern mit progressiver Muskeldystrophie	Vignos P.J.; Archibald, K.C.	113
Gezielte Beobachtungen auch: Klinische Beobachtungen	Price, A.	43, 113
GMFM Gross Motor Function Measure	Russell, D. et al.	113
GMT Graphomotorische Testbatterie	Rudolf, H.	113
Grenzsteine der Entwicklung	Michaelis, R.; Niemann, G.	114
Grobscreening	Hochleitner, M.	114
GSS Göppinger sprachfreier Schuleignungstest	Kleiner, A.; Poerschke, J.	44, 114
Harris-Test der Seitendominanz	Harris, A.	114
HDT Hand-Dominanz-Test	Steingrüber H.J.; Lienert, G.A.	114
K-ABC Kaufman Assessment Battery for Children	Kaufman, A.S.; Kaufman, N.L.	114
KgB Kieler Grafomotorischer Bogen	Rix, A.	115
KITSI Kinder-Intensiv-Therapie Selbständigkeits-Index	Wiebel-Engelbrecht, I.	115
KTK Körperkoordinationstest für Kinder	Kipard, E.J.; Schilling, F.	115
LOS KF 18 Lincoln Oseretzky-Skala Kurzform	Eggert, D.	115
MAP Miller Assessment for Preschoolers	Miller, L.J.	45, 115
MFED Münchner Funktionelle Entwicklungsdiagnostik für das 1. Lebensjahr/ für das 2.+ 3. LJ	Hellbrügge, T.	116
MOT 4-6 Motoriktest für vier- bis sechsjährige Kinder	Zimmer, R.; Volkamer, M.	46, 116
Motor Development Test	Miller, A.S.; Murphy, M.D.; Jantzen, A.C.	116
Mottier-Test Screening Verfahren	Linder, M.; Grissemann, H.	47, 116
MSD Mannheimer Schuleignungsdiagnostikum	Jäger, R.S.; Beetz, E.; Erler, R.; Habersang-Walter, R.	117

MVPT-R Motor Free Visual Perception Test	Colarusso, R.P.; Hammil, D.D.	48, 117
MZT Mann-Zeichen-Test	Ziler, H.	117
NHPT Nine Hole Peg Test of Finger Dexterity	Kellor, M.	117
Occupational Questionnaire	Kielhofner, G.	126
OPHI-II Occupational Performance History Interview -2nd Version	Kielhofner, G.; Mallinson, T.; Crawford, C.; Nowak, M.; Rigby, M.; Walens, D.	126
PEDI Pediatric Evaluation of Disability Inventory	Haley, S.M.; Coster, W.J.; Ludlow, L.H.; Jane, T.; Haltiwanger, J.T.; Andrellos, P.J.	127
PERM Paderborner-Entwicklungs-Raster für Schwerstmehrfachbehinderte (mit Sehschädigung)	Faber, M.; Rosen, K.	124
PET Psycholinguistischer Entwicklungstest	Angermaier, M.J.W.	49, 118
POD Prüfung optischer Differenzierungsleistungen	Sauter, F.C.	118
POD-4 Prüfung optischer Differenzierungsleistungen für Vierjährige	Sauter, F.C.	118
Präferenz-Dominanz-Test und Leistungs-Dominanz-Test	Schilling, F.	118
Prüfung der kognitiven und sprachlichen Entwicklung mit Hilfe einer Spielsituation	Michaelis, R.; Niemann, G.W.	119
PVQ Pediatric Volitional Questionnaire	Geist, R.; Kielhofner, G.	127
Remi-Pro Remissionsprofil für Kinder nach erworbener Hirnschädigung	Romein, E.	119
Rollencheckliste	Oakley, F.	127
SCSIT Southern California Sensory Integration Test	Ayres, J.	120

Sensomotorisches Entwicklungsgitter	Kiphard, E.J.; Sinnhuber, H.	111
SFA School Function Assessment	Coster, W.; Deeny, T.; Haltiwanger, J.; Haley, S.	128
SIPT Sensory Integration and Praxis Tests	Ayres, J.	50, 120
SON-R 2 ½ - 7 Snijders-Oomen nonverbaler Intelligenztest (revidiert)	Tellegen, P.; Winkel, M.; Wijnberg-Williams, B.; Laros, J.	51, 120
SSI School Setting Interview	Hemmingsson, H.; Borell, L.	128
Statusblatt für Myopathien und Muskelschwächen anderer Ursachen im Kindesalter	Zuppinger, K.	120
TEMPA Test zur Erfassung von alltagsrelevanten Armfunktionsstörungen bei neurologischen Patienten	Desrosiers et al.	121
The Sensory Integration Observation Guide	Schaaf, R.; Burke, J.; Anzalone, M.	124
TIE Touch Inventory for Elementary School Aged Children, Standardisierte Befragung	Royeen, Ch.	124
TOP Test of Playfulness	Bundy, A.C.	128
TSFI Test of Sensory Functions in Infants	DeGangi, G.; Greenspan, S.	52, 121
TSI DeGangi-Berk Test of Sensory Integration	DeGangi, G.; Berk, R.A.	53, 121
TÜKI Tübinger Luria-Christensen Neuropsychologische Untersuchungsreihe für Kinder	Deegener et al.	121
VBV 3 – 6 Verhaltensbeurteilungsbogen für Vorschulkinder	Döpfner, M.; Berner, W.; Fleischmann, T.; Schmidt, M.	124
VMI Development Test of visual motor Integration	Beery, Ph.D.; Keith, E.	121
VSRT Visuomotorischer Schulreifetest	Esser, E.; Stöhr, R. M.	122

VQ Volitional Questionnaire	de las Heras, C.G.; Geist, R.; Kielhofner, G.	129
WET Wiener Entwicklungstest	Kastner-Koller, U.; Deimann, P.	122
ZAREKI Zahlenverarbeitung und Rechnen bei Kindern	Aster, M.	54, 122
Zeichentest zur Händigkeit	Price, A.	122

Abkürzungsverzeichnis

ADL	Activitis of Daily Living (Aktivitäten des täglichen Lebens)
CMOP	Canadian Model of Occupational Performance *Übersetzung:* Das kanadische Modell der Betätigungs-Performanz-Belange
COPM	Canadian Occupational Perfomance Measure
MOHO	Model of Human Occupation
DRG's	Diagnosis Related Groups *Übersetzung:* Diagnosebezogene Gruppen. Ein gesetzlich vorgeschriebenes Patientenklassifikationssystem, nach dem (Akut)krankenhäuser neuerdings vergütet werden.
DVE	Deutscher Verband der Ergotherapeuten e.V.
ENOTHE	European Network of Occupational Therapy in Higher Education *Übersetzung:* Europäisches Netzwerk der Ergotherapie über höhere Ausbildung. Einige deutsche Ergotherapie-Schulen sind Mitglied und „Mitarbeiter" von ENOTHE. *Ziele von ENOTHE:* Akademisierung aller europäischen Ergotherapie-Ausbildungen, Vergleichbarkeit der europäischen Ausbildungen, vergleichbare Curricula, Standards für Lehrinhalte.
ICF	International Classification of Function, Disability and Health *Übersetzung:* Internationale Klassifikation der Funktionsfähigkeit, Behinderung und Gesundheit
MOHO	Model of Human Occupation *Übersetzung:* Das Modell menschlicher Betätigung
PEOM	Person-Environment-Occupational Model
Q_{intern}	Qualitätssicherung in der Ergotherapie-Ausbildung. Ein Zertifizierungsverfahren des DVE für Ergotherapie-Berufsfachschulen.
SGB V	Sozialgesetzbuch V
WHO	Weltgesundheitsorganisation

Literaturverzeichnis

AOTA (2002): Occupational Therapy Practice Framework: Domain and Process. In: American Journal of Occupational Therapy, 56, 609-639
Autorengruppe Hannover: Vortragsammlung für Kinderärzte über die Möglichkeiten und Grenzen der Ergotherapie in der Pädiatrie. Köln: vita activa
Bengel, J.; Koch, U. (2000): Grundlagen der Rehabilitationswissenschaften. Berlin: Springer
Beyermann, G. (2001): Woher – Wohin? Didaktischer Leitfaden zur Ausbildungsplanung in den Gesundheitsberufen am Beispiel der Ergotherapie. Idstein: Schulz-Kirchner Verlag
Birkwald, K. (2003) „Voruntersuchung zur Entwicklung von Leitlinien für eine betätigungsorientierte Befunderhebung in der Pädiatrie", unveröffentlichte Bachelor-Arbeit, zu beziehen über: birkwald@freenet.de
Bundy, A. (2001): Measuring Play Performance. In: Law, M.; Baum, C; Dunn, W. (Hrsg.): Measuring in Occupational Performance. Slack: Thorofare
Case-Smith, J. (2001): An Overview of Occupational Therapy und Development of Childhood Occupations. In: Case-Smith, J. (Hrsg.): Occupational Therapy for Children. 4. Aufl., Mosby, Missouri
Coster, W. (1998): Occupation-Centered Assessment of Children. In: The American Journal of Occupational Therapy, 52 (5), 337-344
Deutscher Verband der Ergotherapeuten e.V. (2001): Indikationskatalog: Ambulante Ergotherapie. 1. Aufl. Idstein: Schulz-Kirchner Verlag
DVE (2002): Homepage des Deutschen Verbandes der Ergotherapeuten, www.ergotherapie-dve.de/informationen/ueber_den_dve/definition.ph; letzter Download 11.11.2002
ENOTHE (2000): Occupational Therapy Educations in Europe: An Exploration. 1. Aufl. Enothe, c/o Hogeschool van Amsterdam, Netherlands
Ewert, T.; Cieza, A.; Stucki, G. (2003): Die ICF in der Rehabilitation. In: Ergotherapie & Rehabilitation, 1, 5-11
Ferber, R. (2003): Akademische Ausbildung von Therapeuten. In: Ergotherapie & Rehabilitation, 3, 23-24
Fischer, A. (2001): Studienunterlagen des Bachelorstudienganges Ergotherapie / Physiotherapie
Fischer, A. (2002): Beitrag zur Entwicklung einer deutschsprachigen Terminologie. In: Zeitschrift für angewandte Wissenschaft, 3 (1), 12-30
Fischer, A. (2002): Beitrag zur Entwicklung einer deutschsprachigen Terminologie. In: Zeitschrift für angewandte Wissenschaft, 3 (1), 12-30
Gans, M. (2001): Die Krankenhausfinanzierung in Deutschland wird sich ändern. Teil 1. In: Ergotherapie & Rehabilitation, 3, 34-35
Gans, M. (2001): Die Krankenhausfinanzierung in Deutschland wird sich ändern. Teil 2. In: Ergotherapie & Rehabilitation, 4, 30

Gans, M. (2001): DRG – der Gesetzgeber und die Selbstverwaltungsorgane ringen um Inhalte und Zeitplan. In: Ergotherapie & Rehabilitation, 6, 35
Götsch, K. (1999): Bedeutung der Sozialwissenschaften für die Ergotherapie. In: Scheepers, C.; Steding-Albrecht, U.; Jehn, P. (Hrsg.): Ergotherapie – Vom Behandeln zum Handeln. 1. Aufl., Stuttgart: Thieme
Grubitsch, S.; Rexilius, G. (1978): Testtheorie, Testpraxis. rororo sachbuch
Hagedorn, R. (1999): In: Jerosch-Herold, C.; Marotzki, U.; Hack, B.M.; Weber, P. (Hrsg.): Konzeptionelle Modelle für die ergotherapeutische Praxis. Berlin: Springer, S. 19-23
Hagedorn, R. (2000): Ergotherapie – Theorien und Modelle – Die Praxis begründen. 1. Aufl., Stuttgart: Thieme
Hocking, C. (2001): The Issue is – Implementing Occupation-Based Assessment. In: The American Journal of Occupational Therapy, 55 (4), 463-469
Humphry, R. (2002): Young Children´s Occupations: Explicating the Dynamics of Developmental Processes. In: The American Journal of Occupational Therapy, 56 (2), 171-179
Jerosch-Herold, C. (2000): Evidenz-basierte Praxis: Wie beweisen wir als Ergotherapeuten unsere klinische Wirksamkeit? In: Ergotherapie & Rehabilitation, 5, 13-19
Jerosch-Herold, C.; Marotzki, U.; Hack, B.; Weber, P. (Hrsg.) (1999): Konzeptionelle Modelle für die ergotherapeutische Praxis. Berlin: Springer
Kielhofner, G. (1997): Conceptual Foundations in Occupation – Theory and Application. 2. Aufl., Philadelphia: FA Davies
Law, M. (1995): Evaluation of Occupational Performance. In: Trombly, C. (Hrsg.): Occupational therapy for physical dysfunction. 4. Aufl., Baltimore: Williams and Wilkins
Law, M.; et al. (1996): The Person-Environment-Occupation Model: A transactive approach to occupational performance. In: Canadian Journal of Occupational Therapy, 63, 9-23
Law, M.; et al. (1998): Canadian Occupational Performance Measure (Handbuch des COPM), 3. Aufl., CAOT, Hamilton
Law, M.; Baum, C. (2001): Measurement in Occupational Therapy. In: Law, M.; Baum, C.; Dunn, W. (Hrsg.): Measuring in Occupational Performance. Slack: Thorofare
Lienert, G.A. (1969): Testaufbau und Testanalyse. 3. Aufl., Weinheim: Beltz
Offenbacher, K.; Christiansen, C. (1997): Occupational Performance Assessment. In: Christiansen, C.; Baum, C. (Hrsg.): Occupational therapy: Enabling Function and Well-Being. 2. Aufl., Slack: Thorofare
Pätzold, I. (2003): Das Children's Occupational Self Assessment – Übersetzung und Überprüfung der Anwendbarkeit in Deutschland. Bachelor-Arbeit an der Fachhochschule Hildesheim/Holzminden/Göttingen (ines.paetzold@gmx.de)

Projektgruppe Neurologie des EVS (ErgotherapeutInnenverband Schweiz) (2002): Kurzbeschreibungen von Assessments und Befunden für die Ergotherapie. Fachbereich Neurologie. EVS-Geschäftsstelle, Stauffacherstr. 96, Postfach, CH- 8026 Zürich

Prümel-Philippsen, U. (2002): Vom Rand ins Zentrum des Gesundheitssystems: Gesundheitsförderung und Prävention. In: Ergotherapie & Rehabilitation, 6, 5-9

Sumsion, T. (2002): Klientenzentrierte Ergotherapie. 1. Aufl., Stuttgart: Thieme

Scherbarth-Roschmann, P. (1998): unveröffentlichte Seminarunterlagen zum Kurs: Testgrundlagen, Konstanz

Scheepers, C., Steding-Albrecht, U., Jehn, P. (Hrsg.) (1999): Ergotherapie – Vom Behandeln zum Handeln. 1. Aufl., Stuttgart: Thieme

Schelten, A. (1980): Grundlagen der Testbeurteilung und Testerstellung. UTB 995 Quelle und Meyer

Schulte, D. (1976): Diagnostik in der Verhaltenstherapie. 2. Aufl., Urban und Schwarzenberg

Trombly, C. (1993): Anticipating the Future: Assessment of Occupational Function. In: The American Journal of Occupational Therapy, 47 (3), 253-257

Weiland, G.; Schredl, M. (2002): Der Developmental Test of Visual Perception (DTVP-2): Studie zum Vergleich der amerikanischen Normen mit denen von deutschen Kindern der 2. Klasse. In: Ergotherapie & Rehabilitation, 12, 25-28